U0213566

# 第一次照顾新生儿

## 新手父母必备的综合育儿指南

［英］温迪·格林（Wendy Green）◎著

洪云　蒲佳乐◎译

### 0—3个月
### 婴儿

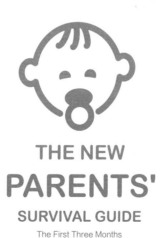

# THE NEW
# PARENTS'
## SURVIVAL GUIDE
#### The First Three Months

中国友谊出版公司

图书在版编目（ＣＩＰ）数据

第一次照顾新生儿 / （英）温迪·格林著；洪云，
蒲佳乐译. -- 北京：中国友谊出版公司, 2018.6
书名原文: THE NEW PARENTS' SURVIVAL GUIDE
ISBN 978-7-5057-4192-8

Ⅰ.①第… Ⅱ.①温… ②洪… ③蒲… Ⅲ.①新生儿
–妇幼保健 Ⅳ.①R174

中国版本图书馆 CIP 数据核字(2018)第 044122 号

| | |
|---|---|
| 书名 | 第一次照顾新生儿 |
| 作者 | 〔英〕温迪·格林 |
| 译者 | 洪 云 蒲佳乐 |
| 出版 | 中国友谊出版公司 |
| 发行 | 中国友谊出版公司 |
| 经销 | 新华书店 |
| 印刷 | 北京市兆成印刷有限责任公司 |
| 规格 | 880×1230 毫米 32 开 |
| | 7 印张 126 千字 |
| 版次 | 2018 年 6 月第 1 版 |
| 印次 | 2018 年 6 月第 1 次印刷 |
| 书号 | ISBN 978-7-5057-4192-8 |
| 定价 | 39.80 元 |
| 地址 | 北京市朝阳区西坝河南里 17 号楼 |
| 邮编 | 100028 |
| 电话 | (010)64668676 |

献给我的孩子保罗、凯瑟琳和孙子斯科特，感谢他们教给我的育儿经！

## 作者按

我已是两个孩子的母亲，现在又做了祖母。撰写本书的过程中，我发现有些事丝毫未变：跟我们夫妻一样，所有的新手爸妈都面临着一模一样的担忧与疑问。

婴儿前3个月是最让人身心疲惫的阶段。一切都那么陌生，我从来没给宝宝换过尿布，更别提给宝宝洗澡了。一离开医院就连喂奶都没人帮忙了，之前谁也没说过养育新生儿竟然这么困难。头几个星期里，哺乳和换尿布成了生活的主旋律。老公很快就意识到想吃饭只能自己动手做。

谁说一回生二回熟了？在我们的第一个宝宝14个月大的时候，第二个宝宝出生了。老公出差一个星期，回家的第一天，发现我下午一点还穿着睡袍。儿子一上午都坐在高高的婴儿椅上，而我正在给女儿哺乳。当时我居然还在想着要去洗个澡，或者出门购物。不过那一天还不算什么。女儿几周大的时候开始腹绞痛，所以在相当长的一段时间里我还要应付她的啼哭。接着就是因为夜间喂奶导致睡眠断断续续，睡不安稳。但是没过多久，照顾两个宝宝我就能游刃有余了。时间一天天过去，我越来越轻松，开始享受当妈的生活。

其实，有了宝宝的生活跟想象当中的情况相去甚远。想做好全方位准备是不可能的，但是我希望本书能够让你深入了解在宝宝刚出生的前 3 个月里你会遇到哪些状况，同时帮助你应对可能遇到的烦恼和问题，如睡眠不足、分身乏术、心情压抑。不过你要相信你绝对不是一个人在"战斗"。当前会面临诸多挑战，但是三个月之后，我确定你会认同做父母是那么的美好！

# 目　录

## 第 1 章　有备无患

## 第 7 章　0~3 个月之宝宝成长记

第 8 章　关爱自己

# 代序 1

迪尼斯·柯克比：注册助产士和注册助产教师（英国护理和助产士委员会）、注册公共卫生执业者（英国公共卫生执业注册协会）及《我的迷你助产士》作者

掌握养育儿女的最佳方法通常见于坚持不懈和勇于尝试新的技巧，而非依靠事先专业培训或技能培训。新手爸妈饱受睡眠不足之苦，却还一心要给予宝宝最好的照顾。在这种情形下，思索出满足宝宝需求的新方法俨然成了挑战。

《第一次照顾新生儿》不仅包含了其他父母的育儿趣事、作者自身经验和作者建议背后的理性思考，而且给各位爸妈提供了多种技巧去尝试。

每对新手爸妈的经历都不一样，但是本书提供了许多建议。所以每个家长必能从中找到破译宝宝的需求之道，让自己事先尽量做足准备。

最初几个月养育儿女的艰辛和快乐在本书中都有坦诚、深刻、详细的描述。《第一次照顾新生儿》将化为一个指南针，指引各位家长在快乐中安然无恙地度过"第四孕期"。

# 代序 2

莎莉·路易斯：产前与产后健康专家

没人敢说为人父母是一件容易的事。我是一个任教多年的产前与产后培训教师，所以听过不少给准爸妈的育儿经。家人教你，朋友教你，就连萍水相逢的人也教你。好像每个人都是专家，但是你会发现许多建议都不必理会。头几个月里，独自回家后，照顾宝宝、掌握宝宝的需求不仅让人望而却步，也让人应接不暇。此时，本书会成为你最佳的伙伴。本书易于阅读，初为人父（母）的你在摸索方向时，可以根据自己的需求阅读某些章节。

《第一次照顾新生儿》提供了实用而易行的建议。就像一个令人安心的母亲或挚友，在你养育孩子的道路上，陪伴你、帮助你、支持你，但是又不需要和你住在一起。

# 自 序

生养宝宝是美妙而令人愉悦的经历，但随之而来的一系列责任有时让人应接不暇，宝宝3个月内更是如此。指导照料新生儿的资料不胜枚举，但大多数并没有展示出第一次做父母的真实经历。

本书旨在介绍照料新生儿的真实情景。书中包含来自其他新手爸妈的真实经历与窍门，也为你可能会遇到的问题给出了建议，比如喂食与睡眠、疲劳、宝宝时常啼哭和照顾自己——尤其在初期，你因为经历了身心的巨变而倍感疲惫。大多数父母都遇到了类似的问题。身边的例子告诉我们照顾宝宝并没有一条"正确的"道路。因为每个宝宝都是与众不同的，而你就是照顾自己宝宝的专家，你知道怎么做才最好。

在本书中你能找到一些章节，告诉你如何准备迎接宝宝的到来、宝宝的基本护理、紧急状况和常见病所需的急救措施，比如尿布疹和腹绞痛。还有哺乳知识，指导你给宝宝母乳喂养以及处理相关常见问题。本书还会讨论亲喂、瓶喂和二者并用的优缺点，帮助你从中选择最适合宝宝和自己的方式。

你还会了解如何应对宝宝的啼哭、让宝宝入睡和养成良好的睡眠习惯。每个父母都竭力确保自己的子女健康成长，所以本书有一个章节将谈及宝宝在 3 个月里应该取得的"里程碑"。最后一章是关于你的——产后身体变化与如何照顾自己，从而满足新生儿的身心需求。希望本书能给你带来帮助与信心，在育儿的旅途中伴随你左右。

# 第 1 章

# 有备无患

宝宝降生前几个月里，你自然就会想要做万全的准备。预产期前几个月你就会买齐必备品，这完全是有道理的——宝宝可能会迫不及待要出来看世界！但市面上婴幼儿用品让人眼花缭乱，要判断哪些是需要的、哪些是可有可无的实非易事。所以本章会列出一张清单，其中不仅有 0 ~ 3 个月婴儿的必需品，也有能让你轻松却也并非必要的物品。建议购买的数量仅供参考。

**本章内容：**

- 准备婴儿房
- 划分"宝宝活动区域"


清单——万事俱备了吗？

- 衣服
- 更换尿布
- 亲喂器具
- 瓶喂器具
- 洗澡
- 睡眠
- 出行
- 实用的非必需品
- 基本的婴儿急救箱

# 准备婴儿房

就算宝宝至少半岁前都睡在你的卧室，你可能也想装修婴儿房。但我的建议是，如果你或者配偶有吸烟的习惯，宝宝就不该跟你们睡在一起。而照顾新生儿的时候你会发现自己分身乏术，所以在宝宝出生前装修婴儿房才是明智的做法。婴儿房粉刷或再装修后最好预留充足的时间。使用婴儿房之前，让房间通通风、散散气味。要存放器具和衣物，婴儿房也是一个绝佳的选择。

## 准备婴儿房的秘诀

- 如果有多个房间备选，选择离你卧室最近的一间。
- 婴儿房要保证安静，不仅要远离喧闹的马路，还要远离儿童玩耍的场地。
- 房间颜色要淡雅、朴素，如乳白色或米黄色。孩子长大后，利用彩色的壁画、贴纸、海报或寝具，就能轻松让房间焕然一新。
- 使用低气味或对儿童无害的油漆和天然的地板覆盖物，如羊毛毯或木地板。这样可以减少宝宝接触到的化学物质。
- 选择可清洗的油漆，易于清洁。

- 遮光百叶窗和厚重的窗帘可以保证宝宝的睡眠质量。
- 选择无绳百叶窗，避免宝宝被缠绕的危险。
- 不要将婴儿床置于窗边或暖气片旁。
- 你可以坐在椅子或摇椅上，在宝宝睡前给他唱首歌或讲个故事。

## 划分"宝宝活动区域"

试想宝宝长大后，你会把婴儿车放在何处呢？大多数人会利用走廊或楼梯间。如果本来就没有多余的空间，你可以将其置于后车厢、安全的房间或者车库里。

在客厅里划定一个区域，在这里你可以存放尿布、洗漱用品和衣物，使用的时候触手可及。便携式婴儿用品箱或妈咪包可以存放一整天的必需品。

## 清单——万事俱备了吗？

虽然前几个月购买必需品十分重要，但也不要过度购物。潘是一位新手妈妈，她说自己为婴儿房买的许多东西都没用上。比如她买的婴儿床保险杠，结果发现完全不满足安全需求。只要宝宝动起来，很容易被安全带缠住。她还买了一套换装设备，结果却发现自己更喜欢在地板的毯子上给宝宝换尿布。所以，商店里的许多物品都不是必需的，有些甚至还有安全隐患。另外，如果手头紧的话，只买关键物品和宝宝真正需要用的物品。有了基本物品，如有需要，你可以再买一些非必需品。

## 衣服

6~8套一体式套装（婴儿连体衣）——0~3个月够用了，因为这期间宝宝可能会讨厌换衣服。夏天穿连体衣十分凉爽，加上一件背心或者开襟毛衣，冬天也相当舒适。而且子母扣方便你快捷轻松地更换尿布。

**快速成长的宝宝**

婴儿长得很快，如果别人要给他买衣服，建议买大尺码的，而且还得考虑换季的问题。如此一来，你就不用留着一堆穿不上的新生儿尺码的婴儿装了。

6～8件背心（紧身衣）——因为是信封领，所以穿起来不费力。再加上子母扣，方便换尿布。冬天，外面再穿一件连体衣就够了。而夏天，单穿就可以了。你还可以根据时节选购长袖或短袖衣服。

4件开襟毛衣或轻薄的羊毛衫——冬季或凉爽的夏日，都能格外保暖。

1件外衣或连体棉衣——冬日出生的婴儿需要此类衣服。但是如果婴儿经常坐车或者睡在婴儿车里，就不要买太厚的，会导致婴儿体温过热。

温暖的连指手套——针对冬季出生的婴儿。

2顶帽子——冬天戴羊毛帽可以在户外给婴儿保暖；切记，婴儿的头部是散失热量的重点区域。夏日棉质宽边帽（渔夫帽）或带帘遮阳帽可以保护宝宝的面部、耳朵和脖子免受太阳直射。帽子如果在下巴处有松紧带或魔术贴，就可以稳稳戴住。而棉质针织帽则适合早产儿或者在凉爽的夏日穿戴。

**轻轻松松带孩子**

不要觉得每天都要给宝宝穿得漂漂亮亮的。选择容易穿的衣服，让宝宝觉得舒适，既不热也不冷。

可选的非必需品

以上所列物品够用了，但是可能你也想要一些非必需的物品，如下：

1～2件上衣或1～2条裤子——想把宝宝打扮得花枝招展时能派上用场。

4条紧身裤或4双袜子——袜子容易掉，如果买连体衣就不需要袜子了。但是给宝宝穿裙子或裤子时，就需要袜子。天冷的时候，给宝宝穿裙子，配紧身裤再适合不过了。但是想穿上身还真要费九牛二虎之力！

2双防抓伤手套——宝宝老爱用指甲抓自己时能派上用场。不过等等看是否真的需要。

**清洗宝宝衣物**

即使是新衣服，穿之前也应该用不加酶的洗涤剂清洗，或者至少要清洗会直接接触皮肤的衣物。这么做是为了去除生产或运输过程中残留的灰尘或化学物质。不要使用加酶的洗衣液、洗衣粉或衣物柔顺剂，因为其中的酶可能会刺激婴儿的皮肤。如果宝宝的皮肤易受刺激，还可以试一试专为敏感皮肤设计的洗涤剂，而且要选择无味无添加剂的洗涤剂。

# 更换尿布

尿布（45 片装的一次性尿布或者 20 片可洗尿布）——新生儿需要频繁更换尿布，一天多达 12 次，所以一次购买足够前几天使用的量。但是，确定宝宝体重前不要买得太多。刚开始，一包新生儿尺码的尿布就足够了。尿布可选的范围广，但基本上就两种：一次性的和可洗的。

一次性尿布最为方便，不用花时间清洗。而且吸收力强于棉质尿布，所以不用频繁更换。

另一方面，根据英国国家生育信托基金会的说法，3 个月算下来棉质可洗尿布比一次性尿布便宜大概 900 英镑（约人民币8000 元），具体多少跟购买的品牌相关。另外，如果尿布在 40℃温水中清洗后晾干，会更环保。如果你选择新式的合身棉质尿布，而不是毛巾布那种，那就跟穿一次性尿布一样容易。传统的白色方形毛巾布价格最便宜，但是你必须会折叠，而且还要配合尿布衬垫和尿布套。

**贴士** 可洗的尿布不适合所有宝宝和家长，所以一开始只需购买或者借一两张来试用，避免浪费。

基本上就是权衡开支及环保与便捷后做出决定。一切由你来定夺。但是，即便选用可洗尿布，也要准备足够使用几天的一次性尿布。这样，即便没有干净的可洗尿布，也不至于手忙脚乱。

尿布桶——这是一种有安全盖的桶，里面可以存放换下的尿布，或者用于清洗前用热肥皂水浸泡尿布。尿布桶还可以当作垃圾桶，存放入袋的一次性尿布，这样就不必因为经常扔垃圾而两头跑了。

尿布塑料袋——用过的尿布会散发臭味，所以扔进垃圾桶前需要包在袋子里。

婴儿湿巾——如需使用，详见第13页。

防护霜或尿布疹护臀霜——每次更换尿布时都要给宝宝涂抹薄薄的一层护臀霜，可以预防和治疗尿布疹。

尿布更换垫——通常就是填充有海绵橡胶的垫子，擦拭即可清洁表面。有些垫子自带可移除的尿布衬垫，不过价格也更高，不能算必需品。你还可以购买轻便的旅行用更换垫，可折叠、带把手。这样，出门在外时，总有一个干净卫生的地方给宝宝换尿布。

## 亲喂器具

有人说亲喂不需要任何辅助器具。这确有争议，但以下器材可是大有裨益：

防溢乳垫——将一次性或者可洗式棉垫置于内衣里，可以吸收溢出的奶水。

吸奶器——用奶瓶喂奶时，电动或手动吸奶器可以迅速吸出母乳。

**贴士** 如果能用手挤奶，就不必买吸奶器。

两件哺乳内衣——对许多妈妈而言，穿一件合身、舒适的内衣，哺乳便轻而易举，喂奶时只要向上提起内衣即可。但是，另有特别设计的上开扣式哺乳内衣，哺乳时更加方便。一般乳房孕后会比孕前增大一两个罩杯，这种内衣能给予乳房更多的支撑。或者，只要合身、不紧绷，你也可以穿戴钢托内衣。但喂奶时不方便，也不舒适。

低刺激性羊毛脂护肤霜——如果乳头疼痛或破裂，可使用这类护肤霜。哺乳前既不用擦洗，而且还有许多其他用途，如缓解尿布疹、皮肤干燥，还能用作唇膏。注意：羊毛脂会引起部分人群过敏性接触性皮炎，因此选择前应了解自己是否会过敏。

## 瓶喂器具

6个奶瓶——可以购买便宜的奶瓶。奶瓶大小不尽相同，但一定要能置于标准的奶瓶加热器、灭菌器和收纳盒内。你可以购买防胀气奶瓶，这种带有出气孔、小号奶嘴或通气孔奶嘴，能减少喝奶时吸进体内的空气。一些特别设计的奶瓶可以直接在微波炉中消毒。有临时状况或外出需要时，一次性奶瓶刚好适用。现在大多数主流品牌的奶瓶都不含BPA。BPA是一种用于制造聚碳酸酯塑料的化学物质，会引起荷尔蒙紊乱，不利于婴幼儿成长发育。如果担心塑料奶瓶含有其他化学物质，就选择玻璃奶瓶，耐热又坚固。缺点就是易碎，比塑料奶瓶贵。

6个奶嘴——新生儿最好使用流量小或者可调节流量的奶嘴。这样宝宝就能像妈妈亲喂时一样自己控制奶水流速了。瓶身和奶嘴成套或分开购买都行。

瓶刷和奶嘴刷——奶瓶和奶嘴消毒前都需要刷洗。

消毒设备——市面上有电热蒸汽消毒器、微波蒸汽消毒器、冷水消毒器，使用时须配合消毒液（漂白液）。也可以用开水给餐具消毒，就是费时间。

奶瓶电加热器——虽然可以自己烧一壶热水，但这是个实用的设备。你还可以买一个跟奶瓶一样大小的旅游壶，出门前装满热水，外出时可用来加热奶瓶。

6张棉质围兜或者细布——可以有效接住喂奶时滴下的或呕出的乳汁和口水。

## 洗澡

婴儿浴盆——虽然需要手动加水、倒水，还占用空间，但是可以让洗澡变得轻而易举。你也可以购买宽边洗澡盆，置于家庭浴缸之内。浴盆带有排水孔，可以将洗澡水排入家庭浴缸。选择坚固的浴盆，购买前务必测量家庭浴缸的尺寸，确保容得下婴儿浴盆。也可以购买浴桶，浴桶可以支撑宝宝，让宝宝坐直，或者保持胎儿姿势。这样你就可以轻松地给宝宝洗澡了。

还可以选择新生儿浴架，让宝宝安全地在家庭浴盆里洗澡；好处是你不用抬着水来回走，只要像平常一样放水、排水即可。

还有一个既快捷又简单的方式，就是用洗脸盆洗澡。为了安全，要在龙头上套一只袜子。

2张婴儿毛巾——实用而非必要，因为小号的洗浴毛巾也能用。

海绵或法兰绒——除非你喜欢用手给宝宝洗澡，否则这就是你的好帮手。

婴儿洗漱用品——不需要购买过多的洗漱用品。特别是宝宝出生后一个月，此时宝宝的皮肤尤为敏感，所以只用水洗更合适。如要使用洗漱用品，务必选用专为婴儿设计的产品。可选的品牌有几个，包括超市自有品牌。这些品牌适用于婴儿娇嫩的皮肤，可防止皮肤干燥或刺激皮肤。

婴儿湿巾——出门在外没有热水用的时候，带上一包十分方便。专家也推荐在婴儿出生后一个月内使用药棉和温水。在温水里打湿药棉球后，用薄膜包裹住，或者置于塑料容器中。如果你喜欢方便的婴儿湿巾，请选用无味、有机或适用于敏感肌肤的品牌。如果使用此类湿巾出现皮疹，就使用药棉和温水替换。

婴儿沐浴露——具有温和、润肤和酸碱平衡的特点。

婴儿洗发液——选择配方温和、不刺激眼睛的洗发液。

婴儿润肤霜或润肤油——洗澡之后给婴儿涂抹可以防止皮肤干燥。如果出现湿疹，请咨询医生，医生会推荐你合适的沐浴精油和润肤霜。

# 睡眠

购买婴儿床时，请选择最适合自己和宝宝需求的床。

婴儿提篮——前几个月里，宝宝还小，婴儿提篮是个不错的选择。比婴儿床小，宝宝睡在里面更有安全感；又轻巧还带提手，方便带走。宝宝三四个月大时都能够自己翻身了，此前都可以使用婴儿提篮。大部分婴儿提篮都配有泡沫垫、内衬和被子。你也可以买张台子，将婴儿提篮放在上面。这样，提篮就跟你的床一般高，晚上喂奶也更容易。

贴士 购买婴儿提篮时，请选择提手牢固的提篮。提手长度适中，单手能够轻松抓起两支提手。另外，必须一只手抓住提手，另一只手从底部拖住提篮。移动提篮前，如果不放心，请抱起宝宝。

贴士 准备让宝宝睡婴儿床时，为了让他逐渐适应，可以将提篮放在婴儿床上。

手提式婴儿床——可以单独购买，也可以购买旅行组合套装。后者更省钱。手提式婴儿床跟婴儿提篮一样，比婴儿床小，新生儿睡起来更舒适。如果购买的便携式婴儿床包含在旅行组合套装里，而且以后还打算用作宝宝的主床，一定要检查清楚是否还要买一张结实的床垫，让宝宝睡得安稳。

围栏婴儿床——通常是木质结构，比婴儿床小，所以更适合新生儿。也可以买摇摆婴儿床，这样就能轻轻松松送宝宝进入梦乡。

围栏幼儿床——比婴儿提篮或围栏婴儿床大得多，所以刚把宝宝放进去时，好像宝宝变小了。直到宝宝能睡自己的床以前，幼儿床够用了。如果手头紧，这也是不错的选择。还有一个更省钱的方法，那就是买一张可以扩展成儿童床的幼儿床。如果一开始你就打算使用幼儿床，可以买一块隔离板，置于婴儿脚下（即"双脚齐床尾"睡姿），防止宝宝钻到铺盖下面，有窒息危险。

## 婴儿床安全指引

　　在英国出售的所有全新婴儿床必须符合安全标准 BS EN 716 - 2：2008。该标准旨在确保婴儿床深度足够、护栏位置适中、没有缺口或高低差。（具体中国出售的婴儿床应参照中国标准。）如果购买二手婴儿床，请先确保之前使用者家庭无人吸烟，并且护栏间距在 4.5cm 至 6.5cm 之间。这样宝宝才不会卡在其间。床垫必须买新的。床垫要与床完全契合，没有间隙，这样宝宝才不会卡住。

**寝具**

　　婴儿出生后几周，使用轻薄的针织棉被或棉布（棉毯）更好。不仅舒适，而且能避免婴儿体温过高。

　　4 张被单——用于婴儿提篮、婴儿车、婴儿床或幼儿床。用被单包裹新生儿，可以起到固定的作用。

　　4 张适用于婴儿车的薄毯——用于婴儿提篮、婴儿车或婴儿床。

　　适用于幼儿床的薄毯——如果让新生儿睡幼儿床，这种薄毯是必需的。

婴儿睡袋——婴儿也许会踢被子，睡袋能保证婴儿睡得安稳。有没有袖子都可以。

## 铺盖使用安全指引

不要盖羽绒被，否则会引起宝宝体温过高。单被、薄毯或睡袋更好。保证宝宝处于"双脚齐床尾"的睡姿。单被或毯子要裹严，而且不能超过宝宝的肩膀。这样宝宝才不会钻进被窝而窒息。不要使用枕头或幼儿床保险杠，睡前确保床上没有柔软的玩具。

新生儿最好使用睡袋。睡袋要贴合宝宝颈部，宝宝才不会滑到睡袋里去。睡袋之外绝对不要再盖毯子，否则会引起宝宝体温过高。夏天选择低托格睡袋（0.5 或 1 托格），冬天也不要使用超过 2.5 托格的睡袋。高托格睡袋会造成体温过高。除了季节，也要考虑室内温度的影响，太冷或是太热对婴儿都是危险的。

# 出行

婴儿背带（吊兜）——对 0～3 个月的婴儿特别实用。购物或散步时，有了婴儿背带，你便可以轻松带着宝宝外出。带着宝宝做家务也很方便。如果宝宝焦躁不安，不想睡觉，把他放进背带可能就安静下来了。你的心跳让他觉得仿佛在妈妈肚子里一样，就更容易入眠。你可以购买能一直用到宝宝学走路时的背带，也可以购买专为新生儿设计的背带。宝宝一天天长大，背着他你也会越来越辛苦，所以肩带要宽大而柔软，背起来才舒服。如果你和配偶都要使用背带，请选购可调节长短的背带。如果在户外使用，请挑选带面罩的背带，以防日晒雨淋。

能让宝宝平躺的婴儿车或折叠式幼儿手推车——0～3 个月大的新生儿需要仰睡，而且最好直到能自己坐起来（4～7 个月）都仰睡。这是为了给婴儿的背部和颈部全面的支撑，确保正常发育。购买之前，检查支架是否牢固，刹车系统是否灵敏。还要确保把手高度合适。

车载婴儿座椅——车辆行进中，宝宝一定要坐在婴儿座椅上。抱着宝宝乘车不仅危险，而且违法。对一个体重达到二十几斤的宝宝来说，最安全的乘车方式就是在前座或后座上安装后向式婴儿座椅。跟前向式座椅相比，后向式座椅能更好地保护婴儿的头部、颈部和脊柱。除非宝宝体重超过座椅承受范围（大概15个月大）或是头部高于座椅顶端，否则最好使用后向式座椅。之后使用前向式座椅才安全。确保婴儿座椅跟汽车座椅衔接得天衣无缝。如果前座和后座配有安全气囊，除非卸掉，否则不能使用后向式婴儿座椅。不要购买二手婴儿座椅，如果之前遇到过车祸，可能会有损坏。

车载婴儿安全套装——包含婴儿座椅、手提式婴儿床、婴儿车、折叠式幼儿手推车，相当划算。婴儿座椅和手提式婴儿床能跟折叠式幼儿手推车很好适配，宝宝不会因为移动而被吵醒。前几个月，宝宝都可以睡手提式婴儿床，不需要婴儿提篮。为防婴儿座椅有损坏，最好不要购买二手车载安全套装。另外，这种套装可能十分庞大。如果门厅或汽车较小，或储存空间有限，会带来一些不便。

防雨罩——根据婴儿车或折叠式幼儿手推车的型号购买相应的防雨罩。

遮阳篷或遮阳伞——在夏季，可防止宝宝受到阳光照射。专家建议婴儿半岁前不要接受阳光直射。

妈咪包——外出时，使用大小适中的妈咪包带齐必需品。

有些妈咪包可以展开变成尿布更换垫，而另一些里边装有尿布更换垫。大多数妈咪包都有多个口袋和隔层，可以储存湿巾、尿布、备用婴儿装和奶瓶。大号手提包或沙滩包也可用作妈咪包。

奶瓶保温桶——外出时，可保持配方奶或吸出的母乳处于低温状态。

## 实用的非必需品

6块细布方巾——可以用作围兜；更换尿布时，铺在尿布更换垫上，让宝宝更舒服；打湿后，外出时给宝宝清洁弄脏的部位；一端打上节，还可用作被子。

婴儿监护器——就算身处其他房间，也能掌握宝宝的一举一动。也可以购买传感监护器，能够捕捉宝宝的动态或呼吸情况；如果短时间内没有捕捉到任何信息，报警器就会响起。

婴儿蹦蹦椅——柔软而有弹性，婴儿出生后即可使用。基本款蹦蹦椅价格低廉，宝宝清醒时可坐进去，但需要你的双手一直护着宝宝。蹦蹦椅轻巧而且容易搬动，所以可以带着宝宝在各个房间走动。周围的一切宝宝都能看得一清二楚，待在蹦蹦椅里他可以愉快地玩耍。就我自己的经验，宝宝醒着，而我想要吃饭时，蹦蹦椅的作用就显而易见了。把蹦蹦椅放在身旁，单脚轻轻摇晃椅子，一点儿也不耽误我吃饭。而摇着摇着宝宝就睡着了。

车内遮光帘——实用而非必要。如果有条件购买，可以阻止刺眼的阳光照射宝宝的眼睛。

## 基本的婴儿急救箱

这个阶段的婴儿还不会移动，不会撞伤或割伤，所以急救箱里准备的药品只用针对宝宝可能会发生的常见病，如胀气、腹绞痛、尿布疹、轻微皮肤炎及发烧。

以下列出的是婴儿 0~3 个月时急救箱中应当储备的药品：

• 生理盐水喷雾——缓解鼻塞（婴儿 3 个月大时才能使用通鼻膏）。

• 婴儿数字温度计——快速准确测量体温。

• 止痛液——婴儿用对乙酰氨基酚（婴儿 2 个月大时可以使用）。

• 口腔注射器——衡量及施用止痛液和药物。

- 炉甘石洗剂——缓解轻微皮肤炎、皮疹及蚊虫叮咬。
- 杏仁油——治疗皮肤干燥、去除乳痂（头垢）、用于按摩。

貼士　　肠痛水一般可缓解腹绞痛，但是未足月的婴儿禁用此药。

第 2 章

# 喂奶须知

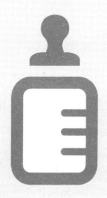

母乳喂养是母亲自然抚育下一代的方式，对母婴都有诸多益处，但是不一定适合所有人。宝宝饮食健康，而你满意自己喂养的方式，这才是最重要的。虽然母乳是宝宝最佳的食物，但是一些优质的配方奶跟母乳效果相似。所以即使不选择母乳喂养或者因为某些原因不能母乳喂养，也不必感到内疚。

本章将说明母乳喂养的好处和方法，旨在帮助各位妈妈在母乳喂养与瓶喂配方奶之间做出选择；同时会教你如何母乳喂养、如何预防及解决常见问题。另外也会建议配偶该如何参与母乳喂养——不仅可以给予有用的协助，还能给宝宝瓶喂母乳。此外，本章还会介绍配方奶的有关知识，什么是瓶喂，怎样结合母乳与配方奶等有关话题。

本章内容：

- 解决母乳喂养与瓶喂配方奶的两难境地
- 母乳喂养的利与弊
- 母乳的营养成分
- 饮食与母乳亲喂
- 如何母乳亲喂

- 开始母乳亲喂

- 坚持——亲喂常见问题

- 如何挤出母乳

- 结合母乳与配方奶

- 克服亲喂的常见问题

- 两位妈妈亲喂的真实经历

- 瓶喂的利与弊

- 婴儿配方奶的种类

- 餐具消毒

- 冲调配方奶

- 如何瓶喂

- 瓶喂注意事项

- 如何拍嗝

# 解决母乳喂养与瓶喂配方奶的两难境地

对于母乳喂养，一些妈妈会愿意的，而一些妈妈则有些纠结或不愿意。在母乳喂养与瓶喂配方奶之间做出抉择是一个情感上的难题。一方面你想给宝宝最好的照顾，而母乳喂养已得到广泛认可，是最佳选择；但另一方面你也许会有顾虑，或者尝试之后发现并不适合你。

如果你决定母乳喂养，克服了早期出现的难题之后，坚持下去，你不会后悔的。你会发现这越来越容易，而且还有一种成就感。

如果一时不能做出决定，不妨尝试母乳喂养，对母婴都不会有不良的影响。你会发现你和宝宝很快就能适应。即便不打算长期坚持，至少现在宝宝能从富含营养和抗体的母乳中获得营养。

决定母乳喂养之后，如果你觉得难受或者宝宝没有茁壮成长的迹象，那可能瓶喂配方奶更适合。不过请记住许多母乳喂养早期出现的问题都能解决。一旦你停止哺乳，很快就会回奶。所以平时可以储存奶水，深思熟虑后再放弃母乳喂养。另外一条路就是混合喂养，同时采用母乳和配方奶。婴儿依然能从母乳中获取营养，而结合配方奶也会减轻你的压力。有时你要将宝宝托给别人照料，混合喂养正好能派上用场。

但是，母乳喂养后却发现不能坚持下去，或是的确不适合你，不必觉得内疚，也不必认为自己是个不称职的妈妈。给予宝宝无微不至的关怀和照料才是关键——配方奶一样能助宝宝茁壮成长。

为帮助你选择母乳还是配方奶，并且理解本章的建议，在此我们将讨论二者的优缺点；同时将说明母乳包含的营养成分，如何亲喂，如何克服常见的担忧与问题以及如何瓶喂。

## 母乳喂养的利与弊

母乳喂养与否由妈妈自己决定。为帮助你判断是否值得一试，以下列出母乳喂养的利与弊。

利——

免费——需要购买辅助物品，如防溢乳垫、吸奶器（也可用手挤奶）和盛放的奶瓶。

最佳的食物和饮品——包含足量的蛋白质、脂肪、碳水化合物、营养成分、益生元（能增强免疫力）及抗体（抵抗疾病与过敏症）。如果能按时足量喂奶，就不需要补充配方奶或其他液体。

无须任何准备——不用考虑奶瓶消毒、混合配方奶、加热、储藏等问题，需要时即可供应。

降低婴儿罹患疾病的风险——如反胃、耳朵和呼吸道感染及过敏症，因为母乳含有益生元和抗体。最近的研究表明，婴儿期接受母乳喂养，孩子长大后能免于肥胖症、心脏病和糖尿病。

有助于更快恢复身材——哺乳时，妈妈的身体会分泌"拥抱激素"缩宫素。该激素会引起子宫收缩，所以她们的子宫比不哺乳的妈妈能更快恢复至孕前的大小和位置。另外，身体因为分泌乳汁每天会消耗大概至少 500 卡路里的热量，所以哺乳还有助于减少孕期脂肪的堆积。

降低妈妈罹患乳腺癌和卵巢癌的风险——哺乳会减少你接触到的雌激素和孕激素，而这些激素在癌症发展过程中起到了推波助澜的作用。

让你坐下来放松自己——给你自信，相信自己能给予宝宝一个良好的开端。

弊——

无人能够替代——除非你之前挤奶备用，否则你只能 24 小时"恭候"。

在公共场合哺乳也许会感到尴尬——虽然现在有方案鼓励私人、公共和志愿组织提供便于哺乳的场所，但难为情在所难免。

虽然哺乳是自然的方式，但也并非说行就行——对母婴来说都是这样。你和宝宝都需要学会正确的方法。

## 母乳的营养成分

母乳富含确保婴儿保持最佳健康状态、成长及发展的营养物质，包括：

水——母乳的主要成分。所以吃母乳的婴儿从母乳中就能汲取足够的水分，不用另行补充。即使天气再炎热，也是如此。

更容易消化的蛋白质——母乳中蕴含的蛋白质，婴儿几乎都能消化。这就是为什么跟不吃母乳的婴儿相比，母乳喂养的婴儿的粪便更重。这也是他们被喂养次数更多的原因。

脂肪——含有欧米茄3和欧米茄6必需脂肪酸，对婴儿的眼睛和大脑发育具有重要作用。

碳水化合物——乳糖可以促进婴儿吸收钙和低聚糖。充当益生元，促进乳酸杆菌（有益菌）的生长，阻止有害菌附着于咽喉和肠黏膜处，进而预防感染。

维生素——含有维生素 A、C、D。但是如果妈妈不经常到户外晒太阳，可能就需要另外补充维生素 D。

矿物质——以钙为例，母乳中含有乳糖和乳铁蛋白，所以钙质更容易被婴儿吸收，而且有助于预防感染。

益生菌——含有多种乳酸杆菌，能帮助预防胃肠炎等疾病。

抗体——含有免疫球蛋白 A。即便妈妈患有胃肠炎、感冒和流感等疾病，这种蛋白也能保护婴儿免受细菌、病毒和真菌感染的侵害。另外，母乳还含有其他预防传染病的活细胞。

## 饮食与母乳亲喂

即使你选择母乳喂养，也不需要特殊的饮食。研究表明母亲摄入的食物几乎不影响母乳的营养成分。但是，如果母亲摄入的营养不足以分泌乳汁，身体会动用自身储备的营养物质。这会导致自身缺乏维生素和矿物质，影响身体健康，而婴儿则不会受到影响。为了身体健康，饮食一定要均衡。应摄入全谷类食物、鱼肉、瘦肉、奶制品、坚果、果仁、水果和蔬菜。同时饮用足量液体，但是因为咖啡因和酒精会进入母乳，对婴儿产生影响，所以要控制摄入量。

　　牛奶蛋白会随着母乳进入婴儿体内。如果婴儿表现出牛奶过敏的症状，那你就需要改变饮食结构。如果怀疑宝宝因为母乳中的牛奶蛋白而出现过敏，建议几周内减少摄入奶制品，观察过敏症状是否减轻。为避免缺钙，你需要增加钙质摄入源，例如沙丁鱼连骨吃、杏仁、巴西果、杏干、枣子、果仁、绿叶蔬菜、豆腐和豆浆制品。良好饮食详见本书第 8 章。

## 如何母乳亲喂

　　哺乳包含一系列生理机制，首先分泌乳汁，然后传输乳汁，最后进入婴儿体内。以下就是母乳产生的过程。

　　催乳素——刺激分泌乳汁的激素。产后身体会增加催乳素的分泌，每次婴儿吃奶时都会产生。婴儿吮吸的动作让乳房对催乳素的反应变得更敏感积极。所以哺乳的次数越多，就会产生越多的催乳素，相应的也会产生更多的奶水。

　　初乳——分娩前后几天乳房分泌的乳汁，黏稠而呈微黄色。富含维生素、矿物质、抗体以及白细胞，可预防传染病。比起之后的"正常"乳汁，初乳具有高蛋白、低糖、低脂肪的特点。

过渡乳——乳房分泌成熟乳前，替代初乳的奶水。与初乳相比，过渡乳看起来更浓，能为婴儿提供更多的脂肪和糖分。

成熟乳——大约含有初乳中五分之一的蛋白质，由前乳和后乳组成。

前乳——每次哺乳刚开始时分泌的乳汁。前乳中水分含量高，能解渴，可供婴儿随时进食。

后乳——因为含有更多脂肪，所以比前乳浓稠。后乳一直储存在乳腺中，于哺乳刚开始或者婴儿开始吮吸几分钟后进入乳腺管。

喷乳反射——储存于乳腺中的后乳进入乳腺管后供婴儿吮吸的过程。"拥抱激素"缩宫素引起喷乳反射；身体收到诸如婴儿啼哭、想念婴儿——尤其是有一段时间没给婴儿喂奶，而奶水又充足——等信号时，会释放缩宫素。开始哺乳时，身体也会释放缩宫素。泌乳时，你会感受到奶水涌动、乳房刺痛或发热，或许还会出现渗奶的情形。形成稳定的喷乳反射需要一两周的时间。喷乳反射是一种敏感的机制，会受到压力和焦虑的影响。因此，刚开始哺乳时，各位妈妈要尽量放松心情。哺乳的次数越多，能越快形成稳定的喷乳反射。

婴儿吃奶的三个动作——将乳头和乳晕吸进口腔；用舌头挤压乳头和乳晕，刺激奶水释放；吞咽喷进口腔的奶水。奶水喷涌而出，婴儿急促而猛烈地吮吸，不断刺激泌乳。

## 开始母乳亲喂

以下是开始母乳亲喂的关键步骤。

产后尽快开始亲喂——婴儿的吮吸动作不仅会刺激泌乳，还能促进子宫收缩，回归正常的大小和位置。通常婴儿出生后即可开始亲喂。婴儿出生后一小时内吃奶的本能最为强烈，所以尽早开始亲喂就是为以后开个好头。

舒缓身心——之前已经解释过，让自己放松对哺乳的必要性。你也许会发现就是把手臂靠在沙发或座椅的扶手上、坐垫上也能放松身心。另外，你还可以看电视、听音乐、读书。喂奶时你会觉得口渴，所以最好在手边放杯水。

搂抱婴儿的正确姿势——摇篮抱法是大多数妈妈本能采用的方法。用与哺乳的乳房同侧的手臂温柔地抱着宝宝，让宝宝的头枕着你的臂弯。宝宝的身体紧紧地贴着你，下巴靠着你的乳房。宝宝的鼻子与乳头相对，耳朵、肩膀、臀部在一条线上。而交叉摇篮抱法也受到新手妈妈的欢迎，因为能轻松将宝宝引导至乳房。用与哺乳的乳房不同侧的手臂轻轻抱着宝宝。抱着婴儿时要一直支撑着他的背部和肩部，但不要按住他的后脑勺，因为有时他有仰头的需要。即使你只抱着他的肩背，也能掌控他的头部。你还可以用坐垫或枕头调整婴儿的高度；建议购买大号哺乳枕，恰当调整宝宝姿势。产后一两天，助产士会协助你找准最佳的哺乳姿势。

**贴士**　　牢记亲喂口诀：鼻头对乳头，肚皮贴妈咪。

确保婴儿正确衔乳——宝宝张大嘴时，就将乳房贴上去，首先接触到他的下巴。一旦宝宝贴着乳房，你就应该将乳晕的大部分露在婴儿的上嘴唇上方。而他的下巴应当紧压乳房，脸颊显得饱满而圆润。这时你应该能感受到宝宝正在吮吸吞食乳汁。

两侧乳房都要喂奶——婴儿喝光一侧乳房的乳汁大约需要10~20分钟。宝宝不愿意从另一侧乳房吃奶也没关系，下次喂奶时从那一侧开始。乳汁一定要排空。但是，刚开始哺乳前几天最好每10分钟交替乳房喂奶，确保两侧乳房都能接受同等的刺激以促进泌乳。如果宝宝不愿意从另一侧乳房吸奶，或者吃奶时间短，那下次就先用这一侧乳房喂奶。一定要定期排空奶水。一些婴儿吃完奶之后依然咬着乳头，就像瓶喂的婴儿爱咬奶嘴和大拇指一样。除非乳头疼痛，不然没必要阻止宝宝这样做或者采取其他措施。

**按需哺乳**——刺激乳房分泌足够的乳汁，满足宝宝的需求，保证其营养和水分充足。

**识别婴儿饥饿的信号**——为了让你知道他饿了，他会发出一系列信号。首先他会磨嘴唇，比如不停张嘴闭嘴，也会咬手掌或者拳头。之后开始寻找妈妈的乳房——转动头部，嘴巴一张一合，够得着的东西都会咬。如果这些信号没引起你的注意，他会开始哭闹。

**顺其自然**——刚开始亲喂时，喂奶次数多，间隔时间短。不必担心他会吃不饱。其实婴儿的胃很小，每次吃得少，所以喂奶次数多。记住，每次亲喂都会刺激泌乳。为了放松身心，享受亲喂的时光，也为了了解宝宝，可以让家人负责家务。

**刚开始亲喂时不要搭配瓶喂**——婴儿在瓶喂和亲喂时所用的技巧完全不同，所以此时瓶喂会让他混淆两者，增加亲喂的难度。婴儿6周大时已完全适应亲喂，如有必要，此时可以开始瓶喂。

## 坚持——亲喂常见问题

亲喂不会一帆风顺。刚开始你会担心方法不当或者婴儿吃不够。但是只有坚持不懈，才能消除顾虑、解决问题，取得长久的成功。也许你担心没有正确喂养宝宝，或者分泌的奶水不足以满足婴儿的需要。而这些都会影响泌乳，所以不要焦虑不安，试着去享受哺乳的过程。以下将列出一些例子。

### 我不知道喂养宝宝的方式是否正确

宝宝看起来心满意足，体重在不断增加，那你喂养的方式就是正确的。产后几周，助产士会监测婴儿的体重，告诉你是否存在问题。但是如果依然不放心自己哺乳的方式，可以咨询助产士或哺乳顾问。

### 我担心自己奶水不足

这方面的担忧多数基本上都是多余的，而且基于毫不相干的理由，比如：

宝宝老是要吃奶——并非奶水不足，很可能是其他原因，比如婴儿的胃很小，所以会少吃多餐——特别是刚出生后的一段时间里。也可能是因为宝宝处在发育期或者按需喂养的阶段。记住，每个婴儿都不一样，不要听说别人的宝宝两餐之间相距多少小时，就以为你的宝宝也该如此。

乳房不渗奶——不是每个妈妈都会渗奶。即便是一开始渗奶的妈妈，随着时间推移，渗奶现象会逐渐减少。

乳房柔软——刚开始乳房饱满而结实。但是随着哺乳次数不断增加，乳房分泌的乳汁刚好能满足婴儿的需求，也更高效。另外，排空的乳房也意味着会分泌更多的乳汁。

宝宝吃奶只用几分钟——这不是奶水不足的标志，而可能仅仅是因为宝宝吃得急，再加上奶水流速快。婴儿各有其特点，有的吃得快，有的吃得慢。

我的乳房小——乳房的大小不影响泌乳的能力，也不影响乳汁的量。

吃完奶后宝宝没有安静下来——哺乳后想让宝宝入睡，可他却安静不下来。原因可能是依偎着妈妈的乳房，他感到温馨又舒适，而睡在婴儿提篮或婴儿床里则不然，并非因为没吃饱。也可能因为他想待在妈妈怀里，还可能因为含着妈妈的乳头感到舒适，与饥饿无关。

挤出的乳汁不多——一些女性挤出奶水很容易，而一些想挤出一两百克也要费劲九牛二虎之力。但是这不能证明你的奶水少，而原因可能是你只有亲喂时才会泌乳。

## 奶水不足的表现

虽然奶水不足的情况鲜有发生，但是了解奶水不足的表现确是必要的。这样，你才知道该如何应对。奶水不足有如下表现：

婴儿体重不再增加——婴儿出生后体重会下降，约两星期后才恢复出生体重。之后两三个月里应该每周增重 150～200 克。如果反而减轻了出生体重的十分之一，应给予重视。但是也要知道新生儿可能会发生水肿的情况。原因有很多，如分娩时医生给你输液。助产士会监测婴儿体重，并告诉你他们是否有任何问题。

你要相信自己的直觉。如果宝宝体重没有增加，你会知道的。有任何问题，助产士可以帮你检查婴儿是否衔乳正确、喂养恰当。你也要检查自己的哺乳技巧，保证宝宝获取足够的乳汁。宝宝吃完一侧乳房后，是否让他接着吃另一侧乳房？或许你需要经常给宝宝哺乳，他吃得越多，你分泌的乳汁也就越多。尽量不要因为哺乳而焦虑不安，这反而会带来问题。

宝宝大小便不规律——如果宝宝能摄入充足奶水，每天他会排尿 6~8 次，还会规律地大便。

要不要看医生——如果宝宝 24 小时内没有排尿 6~8 次、没有定期大便、喂养次数不足或体重没有增加，就说明宝宝奶水摄入不足，会导致脱水。建议尽快就医。

## 我害怕在公共场所亲喂

对选择亲喂的妈妈来说，外出时总有顾虑。所以不是被迫放弃亲喂，就是因为害怕宝宝需要吃奶而不敢离开家半步，过着与世隔绝的日子。原因在于各位妈妈在陌生人面前亲喂会感到不好意思。其实在公共场所亲喂明明就是再正常不过的事了，但有些人偏要反对，于是再添拦路虎。不幸的是，许多商店、咖啡馆和餐馆都没有提供一个隐蔽、舒适、卫生的场所供各位妈妈亲喂，所以有时候卫生间就成了唯一的选择。下面介绍一些在公共场所进行母乳喂养的"策略方针"。

保持低调——你无法改变他人的态度，只能自己谨小慎微，尽量避免尴尬。只要你不露出乳房，别人可能也不会注意到。即便他看到，也没有发怒的理由！

蕾切尔第一次当妈妈，女儿名叫艾米莉。她跟我说："我建议各位妈妈穿可解下罩杯的哺乳内衣，外面搭配背心和宽松的上衣。喂奶时解下罩杯，拉下背心，掀开上衣，这样就隐蔽多了。

棉布方巾也能让我保持低调。"你也可以选择专为亲喂隐私设计的背心。另外，婴儿吊兜能调节长短，也能让亲喂更隐蔽。

母乳瓶喂——如果不想在公共场所亲喂，可以选择母乳瓶喂。奶瓶放在有冰袋的保温袋里可以保持低温。大多数咖啡馆和餐馆都提供热水，你也可以自带一壶热水和一个加热用的杯子。

## 宝宝交给别人照顾时该怎么办

你可以挤出母乳，装进奶瓶里，交给照看的人。

# 如何挤出母乳

你可以选择用手挤出母乳，也可以选择用手动或电动吸奶器吸出母乳。用手没问题；手动吸奶器可以加快速度；如果需要的量大，电动吸奶器更好。电动吸奶器价格昂贵，便宜的也有，效果也不差——购买前请参考网上评价。只是如果使用时间长，成本会很高。

## 用手挤出母乳

1. 洗净双手。

2. 准备消过毒的容器盛装乳汁。

3. 放松身心。

4. 找到乳腺管。乳腺管距离乳头大约 2.5cm，此处乳房组织会表现出不同的手感。

5. 大拇指与其余四指呈"C"状，轻柔挤压乳腺管，然后松开。均匀地不断挤压、放手。乳汁先是往外滴，持续一段时间后才会喷射出来。

6. 如果乳汁流速减慢，等一会儿后再用手挤压，尽量排空所有乳腺管中的乳汁。之后换另一侧乳房，重复上述动作。两侧乳房交替挤奶，直至乳汁不再流出为止。

最佳挤奶时间

多数妈妈发现亲喂后立即挤奶最好，可以收集剩余的乳汁。这是一个增加乳汁储备的方法。一些妈妈发现宝宝吃奶时，另一侧乳房会喷出乳汁。此时刚好可以收集乳汁。一般白天乳汁较多，所以最好在早晨挤奶。但是也可以尝试其他时段，选择最适合自己的时间。

## 预计能挤出多少乳汁

每次挤出的乳汁有多有少，相差大约一两百克。除非一天至少两次，否则每次请使用干净、已消毒的容器。这样，待刚挤出的乳汁降温后，可以跟之前挤出的乳汁装在一起。宝宝吃奶时就不必临时将各个容器内的乳汁合并在一起。

## 储存乳汁

常温下（不高于25℃）新鲜乳汁最多能保存6个小时。预计6小时后食用，请将乳汁盛放在干净、已消毒的容器内，如带螺旋帽的瓶子、特别设计的母乳储存罐或已消毒的储存袋。然后保存在冰箱里，冷藏或冷冻都可以。存放前记得给容器贴上标签，写明日期和时间，食用时一目了然。

母乳含有抗感染物质，只要冰箱温度低于4℃，保质期就可以达到五天。如果冰箱温度高于4℃或者不知道确切的温度，建议三日内食用。

如果打算存放很长时间，可以放进冷冻室。为此可以买一个母乳储存袋。乳汁在冷冻室里可以存放两周，而如果温度能够维

持在 −18℃ 或更低，则能存放 6 个月。想要冷藏或冷冻乳汁，一时间却又办不到，可以将奶瓶放进装有冰袋的保温袋中。

可以在冷藏室中或室温下解冻乳汁。如果是冷藏室，可以存放 12 个小时。如需立即使用冰冻的乳汁，可以用温水冲淋容器或者将容器置于温水壶中。乳汁完全解冻后应立即食用，否则只能扔掉。不要使用微波炉解冻乳汁，也不要二次冷冻。一旦开封，为避免肠胃细菌感染，1 小时后请倒掉喝不完的乳汁。

## 克服亲喂的常见问题

前几周才是亲喂最艰难的阶段。如果你能设法解决遇到的难题，坚持下去，会发现越来越容易，根本不用伤脑筋。而且不需要事前准备，你会享受这种随时都能喂养宝宝的便利。以下是我的建议，帮你解决可能会遇到的常见问题。

### 涨奶

大概第四天开始分泌成熟乳，你可能会发觉乳房肿胀、疼痛、涨奶。在乳房分泌适量乳汁前，涨奶的情况会逐步减轻。而缓解涨奶最好的方式就是以宝宝正确衔乳为前提，增加喂奶次数。如果乳房又胀又硬，影响宝宝衔乳，你可以在哺乳前挤出一些奶水，存放在冷藏室或冷冻室里。也可以使用乳头保护罩，帮助宝宝吃奶。

如果两餐之间因为涨奶而难受，可以挤出乳汁存起来，以后供宝宝食用。如果乳房因为涨奶而过于疼痛，可以用吸奶器排空奶水，以后供宝宝食用。用热毛巾捂乳房可以促进泌奶。

## 妙用卷心菜

在内衣里垫上卷心菜叶可以缓解涨奶。这是一种临床证明有效的老方法。卷心菜富含硫元素，能缓解肿胀和发炎。不仅如此，卷心菜还能减少乳汁分泌的量。菜叶洗净、晾干后，用手指轻轻挤压，促进释放硫元素。用菜叶完全覆盖乳房，每两三个小时更换一次。如需使用防溢乳垫，可置于菜叶与内衣之间。涨奶消失后，立即停止使用该方法，否则会导致奶水不足。如果喜欢干净清爽的方法，可以购买特殊设计的凝胶乳垫。

## 乳头疼痛

刚开始亲喂的妈妈普遍都会经历乳头疼痛，但是只要"越战越勇"，几天后疼痛就会消失。如果疼痛持续不减，可能有如下原因：

### 衔乳不当

这是乳头疼痛最常见的原因。如果宝宝未能正确衔乳，乳头就处在宝宝口腔前部，而不是口腔后部。所以宝宝吃奶时反复吸进吐出乳头，继而引起疼痛。同时，宝宝无法恰当挤压乳腺管，从而影响乳汁分泌和流动。如果几天后乳头依然疼痛，请检查宝宝衔乳的深度。乳头一定要在口腔后部，宝宝才能挤压位于乳头下方的乳腺管。一旦宝宝正确衔乳，疼痛感逐渐消失，乳头就会康复。想要尽快康复，每次亲喂结束时可以稍微挤出些奶水，涂抹于疼痛的乳头上。这是因为乳汁含有能促进细胞生长、阻止感染的物质，不失为一种良方。

也可以选择在亲喂时使用乳头保护罩或者瓶喂几次，给乳头康复的时间。另一个选择就是乳头保护霜。

### 舌系带异常

舌系带——连接舌头与口底的皮肤组织——可能是宝宝无法

正确衔乳的一个原因。舌系带的影响包括婴儿衔乳不当和频繁喂奶却未能增加体重。如果你怀疑宝宝舌系带异常，请咨询助产士或医生。舌系带矫正手术是一种矫正舌系带的小型手术，在不施用麻醉剂的情况下，使用已消毒的锋利圆头剪刀割开紧绷的皮肤组织。普遍认为多数婴儿几乎感受不到疼痛，或者在睡眠中就能完成手术。

## 鹅口疮

如果乳头疼痛伴随着乳房严重的灼热、剧痛或刺痛，那你可能感染了鹅口疮。白色念珠菌是一种正常存在于人体内的真菌，本来不会引起任何问题，但过度生长就会导致鹅口疮。如果乳头感染鹅口疮，宝宝的口腔可能也会感染。在温暖而潮湿的环境中，鹅口疮会恶化。而乳头和口腔刚好成为鹅口疮的温床。鹅口疮可以在母婴之间互相传染，所以双方都要接受治疗。如果发现宝宝感染鹅口疮，请立即就医，医生会给你们开抗真菌药。

## 乳头破裂

有时乳头疼痛还会导致破裂。乳头破裂会引致乳房感染，即乳腺炎（见下文）。所以预防病情恶化的最佳措施是乳头疼痛时立即治疗。在乳头上涂抹低致敏性的羊毛脂膏，能锁住乳头水分，帮助治疗。如果痛感剧烈，可以在哺乳 30 分钟前服用止痛药，如对乙酰氨基酚或布洛芬（禁用阿司匹林，因为阿司匹林会导致婴儿患上瑞氏综合征）。乳头破裂治愈前可以选择母乳瓶喂。

## 乳腺炎

乳腺炎，即乳房组织发炎或感染。临床表现是患处红肿、发热、疼痛。如果感染恶化，还可能会出现类似流感的症状，如发烧、疲劳、疼痛和头疼。积乳可能还会引起肿块，即乳腺管堵塞。其实积乳是乳腺炎一大常见原因。乳房分泌的乳汁超过婴儿能够摄入的量，因而导致积乳。积乳的原因有几个：没有按时哺乳；婴儿两餐之间时间相距太久；婴儿衔乳不当，致使不能排空奶水；由于乳头疼痛，未能哺乳，导致涨奶和乳腺管堵塞。

让婴儿使用奶嘴或奶瓶也会引起乳腺炎，原因是这样会缩减婴儿接受亲喂的时间。乳头因为破裂容易发生感染，有时也会导致乳腺炎。衣服过紧或是乳房受伤也会引起乳腺炎。

初为人母，患乳腺炎的概率很高。即便是经验丰富的妈妈也不一定能幸免。刚开始哺乳前几周，乳房还处于适应阶段，正是乳腺炎高发期。

### 如何缓解乳腺炎

最好忍住疼痛，确保婴儿会正确衔乳之后，坚持用患有乳腺炎的乳房哺乳，不用反而会加重病情。如果疼痛难耐，建议母乳瓶喂。母乳含有抗感染物质，炎症无法传染给婴儿，所以乳汁依然是安全的，可以放心给宝宝食用。另外，建议每次哺乳后挤出剩余的奶水。

有助于缓解乳腺炎的方法：

●选择宽松的衣服，穿戴柔软、舒适的内衣。

●于患处捂上热毛巾或洗热水澡都可以缓解疼痛、促进奶水流动。

●向乳头的方向轻柔地抚摸患处。

●服用布洛芬（根据自身情况，也可服用对乙酰氨基酚）也能缓解炎症和疼痛。

●如果24小时内没有好转或者症状加剧，建议立即就医，也许你需要接受抗生素治疗。

警告：如果放任不理，乳腺炎会恶化为脓肿，届时将需要紧急医疗救治。


## 按需喂养


这一时期，宝宝两餐间隔较短，可能就30分钟。而且不分早晚，任何时间都可以喂食，但常发生在晚上。婴儿渴望频繁喂食、吃奶时间较长可能有多个原因：如果晚间疲惫，奶水就会减少；晚上分泌的奶水比白天少；宝宝白天睡眠充足，晚间需要补充进食；宝宝享受待在妈妈怀里的这份平静和抚慰；宝宝腹绞痛，需要通过吃奶获得安慰。

多数婴儿只在出生后一个月里才要按需喂养，但是如果出现腹绞痛，这个阶段会延长。另外，快速生长期还会需要按需喂养。

### 如何按需哺乳

按需喂养就是宝宝想吃多少就让他吃多少。而配方奶会减少母乳的分泌，所以不要以配方奶作为补充。只要按需喂养，身体会分泌满足婴儿需求的奶水量。晚上按需喂养时也是有规律可循的。哺乳前，你必须适量进食以作准备。你可以将按需喂养视为坐下来放松身心的时刻。一边哺乳，一边读书、打电话或者看电视。如果有事要做，可以使用婴儿吊兜，解放自己的双手；一些特别设计的婴儿吊兜刚好能配合婴儿吃奶的姿势。

按需喂养时常发生在你打算喘口气、享受个人时光的时候，的确让人筋疲力尽。但是这个阶段迟早会过去，所以抖擞精神坚持下去。积极的一面是，你会发现夜晚按需喂养的时间间隔变长了。

## 拒食母乳

拒食母乳是一个跟按需喂养截然相反的情形。给婴儿哺乳时，婴儿可能会强烈挣扎，拒绝吃奶。婴儿可能完全拒绝，吃不了几口或痛苦不堪不愿继续。婴儿也可能不排斥乳房，却表现出紧张不安和吃力。

### 拒食母乳的原因及解决办法

虽然婴儿表现出饥饿或者上次哺乳过去一段时间了，却还是拒食母乳，原因可能有很多。

出生的过程让婴儿疲惫不堪或是妈妈服用镇痛剂所致——这些只是暂时的。坚持一两个小时给婴儿喂奶一次。如果婴儿嗜睡和拒绝哺乳的情况超过几个小时，请咨询助产士。

长时间等待哺乳——一些婴儿会因为饥饿时没有及时哺乳而烦躁不安。婴儿表现出饥饿时，如哭闹前嘴巴一张一合或者四处探寻乳头，应尽快喂奶。

婴儿衔乳不当——检查婴儿在乳房前的位置是否恰当。如果涨奶，可以挤出一些奶水（存放在奶瓶里，以后食用），有助于婴儿衔乳。

婴儿生鹅口疮——引起嘴巴疼痛、吃奶困难。如果发现宝宝患有鹅口疮，尽早就医。医生会给你开抗真菌药物。同时，也可以尝试用小苏打溶液缓解瘙痒和不适，帮助宝宝再次开始吃奶。

鼻塞——导致呼吸和吃奶不能同时进行。让婴儿处于充满水蒸气的环境里能缓解鼻塞，如哺乳前打开淋浴放热水，抱着宝宝在浴室里吸几分钟水蒸气。除此以外，还可以在哺乳前使用盐水喷雾或向鼻孔里滴盐水。以上方法都能稀释并清除鼻腔内的黏液，也可以使用吸鼻器清除鼻腔内的黏液。

贴士

不足三个月的婴儿禁用通鼻膏。新生儿可以使用通鼻精油。借助雾化器或者滴在盛有温水的碗里，精油就能挥发到房间里。

耳朵感染——婴儿吃奶时压着患病耳朵，哺乳会变得艰难。换另一侧乳房哺乳，婴儿会舒服很多，这个难题就迎刃而解了。

婴儿因为没吃够奶而烦躁不安——原因有二，一是奶水不能排出，二是乳汁分泌不足。身为新手妈妈，要承担许多职责，也许会倍感疲惫，喷乳反射也因此受阻。如果是这样，哺乳前尽量放松身心。将宝宝交给配偶或者可靠的亲朋好友照顾，自己休息一会儿。不妨坐下来观看你喜欢的电视节目或者听音乐。之后再给宝宝喂奶。

如果喷乳反射不稳定，改善的方法就是减少哺乳次数、放松身心。想要有效排奶，特别是刚开始几天，你需要在哺乳前舒缓精神、平心静气。

如果奶水不足，增加奶水量的方法就是保持充足休息、均衡饮食、多喝水（小便色淡，说明水分摄入充足）以及经常哺乳。宝宝两餐之间挤出奶水也能刺激乳房分泌奶水。

如果宝宝吵闹不止，为避免宝宝挨饿，只能喂配方奶。但是如果还打算哺乳，不要经常这样做。

### 增加奶水的传统方法

茴香茶、葫芦巴茶和燕麦粥是增加奶水的传统方法。据说很有效，即便没有也不伤身体。在茶壶里放上两茶匙茶叶即可冲泡茴香或葫芦巴茶。倒进开水后盖好茶壶。浸泡几分钟后倒出茶水。你也可以购买以茴香、葫芦巴或其他能增加奶水的配料制作的袋装茶。

处理拒食母乳的其他方法

保持冷静，不要强迫宝宝吃奶——否则会迫使宝宝挣扎，导致烦躁不安。宝宝情绪低落时，首先要安抚他。唱歌、轻摇或抱着在屋里走一走，等宝宝平静下来再喂奶。

尝试不同的哺乳姿势——哺乳时，跟宝宝一起躺在沙发或床上。

贴士　　妈妈疲劳时或饮酒后可能会睡着。此时不要躺在沙发或床上喂奶，否则会增加宝宝窒息的风险。

尝试橄榄球式抱法——妈妈坐直，宝宝躺下，双腿双脚水平地夹在妈妈的手臂之下。手臂托住宝宝的背脊，手掌抱着他的头部，保持他的嘴跟妈妈的乳头对齐。

宝宝犯困时哺乳——有些宝宝清醒时会抗拒乳房，所以在他困倦时哺乳会容易很多。

母乳瓶喂——尽量母乳亲喂，结合母乳瓶喂，直至找到解决办法。这样，宝宝仍然能从母乳中获益，避免脱水或营养不良。同时妈妈也能预防涨奶或乳腺炎。

### 如果决定停止哺乳

哺乳并非适合所有人，所以放弃哺乳也不必感到内疚。但是一些妈妈过后会后悔不已，怀疑自己放弃哺乳过于草率，所以务必深思熟虑之后再做决定。乳汁分泌逐渐减少后，想重新开始哺乳，难度会增大。

下定决心后，几周内逐步以配方奶替代母乳。不仅能避免涨奶，也有助于宝宝适应这样的变化。如果立即停止哺乳，在乳汁分泌逐渐减少前，为避免涨奶，需要挤出乳汁。

## 结合亲喂与瓶喂

混合喂养，即母乳与配方奶相结合，是另一种完全终止哺乳的方法。如果哺乳让你觉得心力交瘁，那混合喂养既能缓解你的压力，又能保证婴儿从母乳中吸收营养。一天当中什么时候喂配方奶由你决定。比如夜晚疲劳的时候你发现自己奶水少，就可以喂配方奶。或者早上赶着出门，也可以喂配方奶。记住，哺乳的次数越少，分泌的乳汁也就越少。尽管如此，许多妈妈发现母乳与配方奶并用是一种有效的做法。

## 两位妈妈亲喂的真实经历

亲喂成功的秘诀就是一切以自己和宝宝的需求为准。以下是两位妈妈亲喂的真实经历。

安德莉亚，33 岁，第一次做妈妈，儿子名叫基兰

安德莉亚发现，白天母乳瓶喂、夜晚母乳亲喂能给予她更多自由活动的时间。

她解释说："刚开始几个星期，亲喂让我感觉自己过着离群索居的生活。基兰差不多每半小时就要吃一次奶。一个主要问题就是外出时找不到能私下亲喂的地方。即便是在家里，有客人在，亲喂也是个问题。我不喜欢在别人面前这么做，只能去卧室，结果就不能聊天了。我去朋友家做客时也是一样的问题。我的心情变得忧郁，所以两个星期后我开始母乳瓶喂。白天我就能放心出门，不必担心找不到地方按时给基兰喂奶。晚上再亲喂，也不用四处摸索奶瓶。我过得很愉快，基兰也吃了 6 个月的母乳。在我看来，不是所有的宝宝都适应一样的喂养方式。因为出生后几个星期里，我发现基兰不喜欢在我怀里吃奶，他更喜欢和

我一起躺在地板上或床上。"

史黛西，30 岁，第一次做妈妈，女儿名叫米拉

史黛西发现亲喂和瓶喂结合不仅能避免宝宝胀气，自己也能更"逍遥"。她说："直到米拉 8 周大我都在母乳亲喂，之后才开始母乳和配方奶并用。米拉 3 个月大的时候，白天我给她喂一瓶母乳，晚上亲喂，其余时间就喂配方奶。

"米拉早产 4 周，出生体重是 2.126 千克；五天内体重增加到 2.353 千克，我相信亲喂是对她最好的方式。看到米拉每周都在长大，成就感油然而生。相信自己能喂养宝宝，知道只有自己能喂养宝宝，这种感觉很棒。

"在她还小的时候，常常要吃奶，这让我身心俱疲。产前一周我就住进了医院，而且一直都睡不好，所以产后睡眠严重不足。决定亲喂之后，家人可以随心所欲，只有我要喂养宝宝。能断断续续地睡觉已经算是万幸。真是艰辛！

"几周后，米拉吃奶时、吃奶后都显得尤其痛苦，就连拍嗝都是一件难事。她并没有腹绞痛，但是服用 Infacol 的滴露能稍微缓解不适。之后我发现，瓶喂时反而不会引起胀气。人们常说亲喂不会胀气——我的孩子却不然，看来这个说法不可靠。直到米拉 8 周大我都给她母乳瓶喂，结果却事倍功半。她吃完奶后表现

得难受，于是我决定喂配方奶。这是一个艰难的决定。其实我喜欢亲喂，能看着她一天天长大，但我又不想看到她那么痛苦。还有，长此以往，我也会心情低落。不仅睡不好，而且因为要喂奶哪儿也不敢去。

"我不想整天都待在家里。自从喂配方奶以后，我的家人也能搭把手了。我不仅能多睡会儿，也自由多了。不必担心喂奶的事，白天也能外出。我不后悔这么做，对我和孩子都好。

"我一直以为即使不再亲喂，日子也不会难过，但事实并非如此！停止亲喂后，奶水就会减少。每次发生这样的事，我就想方设法恢复我的奶水量。甚至现在每当我要放弃的时候，我就告诉自己：'加油，你能行。'我的确做到了。在我挣扎的时候，我以为没人能理解我——对我的一些朋友来说，亲喂不费吹灰之力，她们不会感同身受；而那些喂配方奶的朋友可能会想：何苦呢？但是跟一些妈妈交谈过后，才发现原来大家同病相怜。

"希望我的故事能让你略微了解亲喂时会遇到的问题，并且能从中学到解决之法。"

# 瓶喂的利与弊

利——

家人也可以给宝宝喂奶——你就有时间休息了，这对你大有裨益。如果你患有产后抑郁症，更是如此。而且配偶也能时常亲近孩子。

瓶喂能让你把精力放在宝宝身上——不必担心哺乳姿势是否正确，或者宝宝是否摄入足量奶水。直观看到宝宝吃了多少奶就放心多了。

亲喂初期可能感觉稍有不适——瓶喂就不会这样。

弊——

购买配方奶——价格昂贵。

奶瓶需要清洗和消毒，还要冲调——耗费时间。

配方奶不等同于母乳——虽然现在大多数配方奶含有益生元、益生菌和必需脂肪酸，但也没有涵盖母乳中所有的营养成分。

也许感受不到亲喂时独有的感情纽带——谁都可以给你的宝宝喂奶。

决定瓶喂之后，你需要了解配方奶的种类，怎样给餐具消毒，怎样冲调配方奶和怎样瓶喂。

## 婴儿配方奶的种类

大多数婴儿配方奶以牛奶为原料。跟母乳相比，牛奶含有的蛋白质更多、糖分更少，所以为了适合婴儿吸收，需要人工加以配制。你也可以购买以羊奶为原料生产的配方奶。为了与母乳相仿，其中添加了各种营养物质，如水解蛋白或大豆。

0~6个月的婴儿喝的配方奶是一段奶粉。其中含有的乳清蛋白比酪蛋白多，所以跟基于酪蛋白制造的二段奶粉相比，更容易消化。

羊奶配方奶比牛奶配方奶更容易吸收，所以价格更高。

水解蛋白配方奶适合对牛奶过敏或不耐受的婴儿。牛奶过敏，即人体免疫系统对牛奶中所含蛋白质产生过敏反应。症状包括湿疹、皮疹、荨麻疹、呕吐、腹泻、腹绞痛，如果严重，还会呼吸困难。牛奶不耐症与人体免疫系统无关，指婴儿无法消化牛奶中的乳糖。牛奶不耐症的症状包括腹泻、肿胀、胀气，没有过敏严重。如果担心宝宝对牛奶过敏或不耐受，更换配方奶前，请咨询医生。如果医生确诊宝宝对牛奶过敏，会给你开完全水解蛋白配方奶。如果确诊宝宝对牛奶不耐受，医生会开完全水解蛋白配方奶或者建议购买不含乳糖的配方奶。

水解蛋白配方奶仍然含有牛奶，只是牛奶蛋白和乳糖经过分解，降低过敏的可能性，婴儿也更容易吸收。完全水解蛋白配方奶也不含乳糖，适合对牛奶过敏或不耐受的婴儿，需要凭处方购买。

部分水解乳清蛋白配方奶以乳清蛋白为原料。据说比酪蛋白配方奶更容易消化，适合胀气或腹绞痛的婴儿。

大豆配方奶以大豆为原料。专为乳糖不耐受或对牛奶蛋白过敏的婴儿量身打造，但是通常不适应牛奶的婴儿也不会适应大豆配方奶。大豆配方奶中含有植物雌激素，所以不适合 0~6 个月的婴儿。经全科医生或儿童医生同意后才能供婴儿食用。

其他添加成分包括维生素、矿物质、植物油、鱼油和以低聚糖形式出现的益生元。其中，益生元利于婴儿消化道内"有益菌"的生长。为保证婴儿安全食用，所有婴儿配方奶必须达到监管标准。但是不同的品牌成分也有细微的差别，一种不适合就换另一种。配方奶还有盒装出售的，价格高，但是便于外出或度假时携带。

## 餐具消毒

奶瓶，包括奶嘴、扣环、瓶盖、夹子和勺子。用热水洗净后还要清洗，最好每次使用前都要消毒。这样是为了消灭细菌、病毒和真菌，避免积聚，导致婴儿患病。清洗奶瓶可以用洗碗机，也可以在热水里手洗。再使用奶瓶刷，洗得干干净净。清洗时，将奶嘴里侧翻出，确保里外同样清洁。破损的奶嘴或划痕严重的奶瓶会滋生细菌，所以必须扔掉。

接着用电热蒸汽消毒器、微波蒸汽消毒器或冷水消毒器给奶瓶消毒。为保证奶瓶无菌，消毒后就留在消毒器里，盖好盖子，喂奶时再拿出来。而且操作台表面也要清洁消毒。操作消毒设备前务必洗手。为避免污染器具，使用已消毒的夹子从消毒器里取出奶嘴、扣环和瓶盖。

### 电热蒸汽消毒器

电热蒸汽消毒器具有快速、高效、操作简单的特点。加上冷却的时间，整个消毒过程只需要 6 分钟。只要不打开消毒器，消毒效果能保持 24 小时。大多数蒸汽消毒器能容纳 6 个奶瓶，还有一个放置奶嘴等小件物品的架子。为了让蒸汽进入所有器具内部，器具务必开口向下放置。而且要确保器具能够接受蒸汽消毒。有些物品就不行，如吸奶器部件。

## 微波蒸汽消毒器

加上冷却时间，整个消毒过程只要 2 分钟。只要不打开消毒器，消毒效果能保持 24 小时。

## 微波炉加热消毒

购买能在微波炉里加热的奶瓶。为防止奶瓶内气压增大，务必取下奶嘴和瓶盖。然后装半瓶水，将瓶身置于微波炉中。取下的部件浸泡在容器中，放在奶瓶旁边。微波炉火力开到最大，时间设置为 90 秒。

## 煮沸消毒

如果奶瓶能承受高温，可以采取煮沸消毒法。只是跟现代方法相比，略显麻烦。使用带锅盖的平底锅；能买一口新的最好，专门用于消毒。往锅里加水，完全没过喂奶器具。奶瓶和奶嘴内部不能有空气。盖好锅盖，至少在沸水中煮 10 分钟。如果奶瓶不是立即使用，为防止奶瓶内部、奶嘴内外受到污染，一定要装上奶嘴、盖好瓶盖。煮沸消毒法对奶嘴的伤害比其他方法严重，所以奶嘴要定期检查。

## 冷水消毒

将消毒液或消毒片加入冷水中，制成次氯酸钠溶液，倒进消毒设备，即可用于消毒。严格按照使用说明书操作。你可以购买冷水消毒器，其中的网格能确保喂奶器具浸没在水中。你也可以使用干净的塑料容器或有盖的桶，在喂奶器具上压一个盘子，确保其浸没在消毒液中。

消毒时，确保奶瓶和奶嘴内部没有残留的空气。浸泡时间需达到 15～30 分钟。使用前，物品可一直浸泡在消毒液中——消毒效果能保持 24 小时。消毒有效期间，消毒液可多次使用，但是每 24 小时需要更换一次。取出物品时，甩净物品表面残留的消毒液。消毒液品牌不同，使用前可能需要用凉白开清洗物品。

# 冲调配方奶

仔细按照包装袋说明冲调奶粉。正确冲调奶粉极其关键。奶粉放少了，不利于婴儿成长。放多了，婴儿可能会便秘或脱水。以下是冲调奶粉的基本说明。

1. 烧一壶开水，30 分钟后倒出。这是为了让水温至少保持在 70℃，起到杀菌的作用。

2. 将要接触的物品表面进行清洁和消毒。双手彻底洗净。

3. 准确控制加入奶瓶的水量。

4. 松散地舀满一勺奶粉。用清洁、干燥的小刀或专门的器具沿量勺口刮去多余的奶粉。应该舀几勺，参照说明。

5. 装好奶嘴，拧紧扣环，盖上瓶盖。

6. 摇晃奶瓶，直到奶粉完全溶解。

7. 打开水龙头冲淋奶瓶，直到不冷不热为止。

## 提前冲调奶粉

需要喂奶时才冲调奶粉最好，可以防止细菌污染。奶粉配方中可能含有细菌，冲调之后就会生长繁殖，常温下更是如此。

但有时候临时冲调奶粉确实不方便，比方说半夜或是出门在外的时候。世界卫生组织指出，只要迅速给奶瓶降温，提前冲调奶粉也是安全的。奶瓶淋过冷水后，放进温度不超过5℃的冰箱，存放时间不要超过24小时。在盛有温水的容器中加热，时间不要超过15分钟。微波炉可能加热不均匀，饮用时会烫到婴儿的口腔和咽喉，所以不要用微波炉加热。

或者，你也可以将煮过的奶瓶放进已经清洗和开水烫过的真空瓶当中。而奶粉就适量装进密封的容器里。需要时，用已消毒的奶瓶冲调奶粉即可。冲调奶粉时，使用超过70℃的热水，能起到杀菌的作用。而降温时又会减缓细菌生长的速度。带着宝宝外出时，临走前再从冰箱里取出奶瓶，放进装有冰块的袋子里，需要时再加热。

## 如何瓶喂

1. 坐在舒适的地方。

2. 手臂弯曲抱着宝宝，宝宝脸朝上。这样，他的头部和肩部能得到良好的支撑，还能跟你有眼神交流。

3. 另一只手握住奶瓶，瓶身稍微倾斜，让奶液充满奶嘴，宝宝就不会吸进空气。

4. 用奶嘴轻轻抚摸宝宝脸颊，引导宝宝吃奶。

5. 如果宝宝停止吃奶或者表现出不安，可以停下来，给宝宝拍嗝（见下文）。

6. 让宝宝自己决定吃多少奶，不要强迫他喝完整瓶奶。

7. 喂奶时请勿使用奶瓶支架，否则会呛着宝宝。

8. 吃剩的配方奶或母乳一小时后必须倒掉。常温下（不高于25℃），未食用的配方奶或解冻后的母乳两小时后必须倒掉。常温下，挤出的新鲜母乳如果未食用过，最多能保存 6 个小时。吃剩的奶液不要二次加热，否则细菌会在温热的奶液中生长繁殖。

## 瓶喂注意事项

1. 按需喂养。前几个星期可能两三个小时就要吃一次。婴儿逐渐长大，一次能摄入的奶水在增长，两餐间隔也会更长。

2. 不要煮沸之前剩下的开水，否则会改变水中的矿物质。一定要使用新鲜水。

3. 不要用微波炉加热奶瓶。奶液加热不均匀，会烫到婴儿口腔。可以在盛有温水的容器里加热，或者根据说明书用奶瓶电加热器加热。

4. 将奶液滴在自己手腕内侧，确保温度适中。

## 如何拍嗝

无论亲喂还是瓶喂，大多数婴儿吃奶时都会吞进空气。这会让他们不舒服，还会引起腹绞痛或吐奶。与瓶喂相比，亲喂时婴儿吸进体内的空气更少。当奶液的流速加快，婴儿吞咽得更快，会吸进更多空气。

瓶喂时，要想减少婴儿吸进的空气，可以使用防胀气奶瓶和奶嘴，而且要让宝宝坐起来。

经验丰富之后，你会知道什么时候要拍嗝。需要拍嗝时，婴儿会表现出不适，如推开奶瓶或乳房、哭闹或来回扭动。亲喂换边或瓶喂到一半时正好可以拍嗝。

以下是拍嗝的三种方法，尝试过后，可以从中选择适合的方式。宝宝一天天长大，吸进体内的空气越来越少，需要拍嗝的时候也越来越少。宝宝打嗝时会吐出少许奶液，所以在你的腿上和肩上要铺一块毛巾。

1. 端坐式——宝宝坐在你的腿上，身体微微向前倾。你的手掌扶着宝宝的胸口，手指轻柔地托着宝宝的下巴。另一只手温柔地抚摩或轻拍其背部。身体直立的姿势利于从胃部释放气泡。

2. 直立式——抱着宝宝直立地贴着你，下巴倚靠在你的肩膀上。一只手护着宝宝的头和肩膀，另一只手温柔地抚摩或轻拍其背部。

3. 侧趴式——宝宝的肚皮趴在你的一只腿上，头枕在另一条腿上，转向一侧。宝宝的体重会轻柔地作用于他的肚皮，促使吐出体内的空气。你可以温柔地抚摩或轻拍其背部，从旁协助。

如果以上方法无一奏效，你可以轻轻按摩宝宝肚皮。如果情况严重，可以使用成分为二甲硅油的口服滴剂。该成分能促使体内气体破裂，便于宝宝打嗝排出。

第 3 章

# 基本护理

作为新手父母，为了照料婴儿，你需要尽快掌握许多新技能。国内一些私人机构会开设产前培训班。也许你参加过，从中能学到了育婴的基础知识。但是如果你跟我一样，发觉自己给宝宝换尿布、洗澡、穿衣服跟在仿真婴儿身上演练或者观看老师演示其实不能相提并论，那本章能为你提供一些帮助。实践是最好的学习手段。根据对母婴最好的选择，在实践中你会找到适合自己的方式。但是如果刚开始有建议为你抛砖引玉，或许能为你消除一些困惑。

本章内容：

- 安全地抱起婴儿

- 更换尿布

- 辨识婴儿的大便——怎样才算正常

- 辨识婴儿的大便——怎样又算异常

- 洗澡

- 宝宝的日常清洁

- 护理脐带残端

- 修剪指甲

- "肚皮时间"
- 穿衣服与脱衣服
- 正确调节婴儿体温
- 带着婴儿外出
- 带着婴儿度假

## 安全地抱起婴儿

新生儿身体脆弱，所以许多新手爸妈接触新生儿时多少有些害怕。照料婴儿当然需要小心翼翼，但是也不必胆战心惊，婴儿可比你想象中更具适应能力。

抱起婴儿时，动作要缓慢而平稳，避免忽快忽慢，才不会吓到婴儿。记住，婴儿出生前可是一直生活在安全的子宫内的。

婴儿不懂支撑自己的头，所以要由你来支撑。准备举起婴儿时，一只手托着他的后脑，另一只手托着臀部。举起婴儿之前，用你的前臂托着他的背脊。

抱起婴儿时，用你的臂弯托着他的头，前臂托着他的身体。婴儿一天天长大，以后你需要使用两只手臂。

你也可以抱着婴儿直立地贴着你的胸腔。一只手托着他的臀部，另一只手轻轻地抱着他的头和肩。等到婴儿能自己抬头时，他会更喜欢这个姿势，便于他观察周围发生的一切。

# 更换尿布

在产前培训班给仿真婴儿更换尿布时，也许你会觉得不过如此。但是面对动来动去的婴儿时，就知道棘手了。

1. 确保必需品就在手边。许多新生儿讨厌换尿布，所以会哭闹。如果换尿布时还要东张西望找东西，局面会更糟糕。所以备好必需品，如尿布更换垫、毛巾、尿布、尿布衬垫、垃圾袋、药棉、温水或婴儿湿巾、护肤霜（如凡士林和蓖麻油膏等）等等。可能你还需要换上"工作服"。

2. 在平整、稳固的地方铺好尿布更换垫或毛巾，让婴儿躺在上面。

3. 打开脏尿布上的腰贴并对折，以免粘在宝宝身上。

4. 揭开脏尿布的前片。如果婴儿拉过大便，用前片从前至后擦干净婴儿的臀部。

5. 轻轻抓住婴儿的脚踝，抬起臀部。对折脏尿布，干净的一面朝上，放下婴儿。

6. 使用湿纸巾或打湿的药棉彻底清洁婴儿的臀部。如果是女婴，为避免细菌感染，一定要从前往后擦拭。如果是男婴，轻轻地擦拭睾丸和阴茎周围；此时包皮还粘着阴茎，翻开包皮会造成撕裂，所以不要这样做。检查皮肤褶皱和缝隙是否还有残余的大便。

7. 打开新尿布，再次提起婴儿的臀部，取出脏尿布，放在婴儿够不着的地方。将新尿布的后片放在婴儿臀部下方。

8. 尿布包裹住的身体部位需要涂抹护肤霜，如凡士林或者尿布疹护臀膏（如蓖麻油膏）。系好尿布，切记不要太紧。

## 辨识婴儿的大便——怎样才算正常

新生儿出生后一两周会排泄胎便。胎便呈墨绿色，形态黏稠。婴儿在子宫内吞咽的羊水结合羊水中含有的物质，如黏液和皮肤细胞，形成胎便。

### 如果母乳喂养

第三天时，婴儿的大便会变成黄褐色，柔软而粗糙。母乳容易消化，所以大便的气味温和不臭。起初几周，婴儿进食期间或进食后都可能会排便。最终会形成规律的排便时间，每天相同的时段或几天排便一次。只要排便顺畅，大便柔软，就表示一切正常。

### 如果瓶喂配方奶

吃配方奶的婴儿排泄的大便呈淡黄色或棕黄色，形态黏稠，跟药膏相似，而且气味强烈。这是因为配方奶比不上母乳好消化。吃配方奶的婴儿时常会便秘。

### 如果从母乳过渡到配方奶

婴儿的大便会逐渐转变为上文描述的情形。这种过渡不要操之过急，婴儿才能适应配方奶，降低便秘的可能性。如果你决定尽快停止母乳喂养，为避免便秘，建议给婴儿多喝水。

## 辨识婴儿的大便——怎样又算异常

频繁排泄，大便较稀，原因可能是腹泻。母乳中含有益生菌和益生元，能促进消化道内有益菌的生长，所以吃母乳的婴儿不容易患腹泻。

大便状小、干燥、呈颗粒状或又大又硬——一般来说是便秘的表现。与母乳相比，配方奶更难消化，所以吃配方奶的婴儿更容易患便秘。冲调配方奶时，奶粉过多也会引起便秘。如果出现便秘，请确认是否正确冲调奶粉。还有一个原因就是天气炎热导致脱水。

大便呈绿色——婴儿从母乳中摄入过多乳糖所致。如果婴儿吃奶频繁，就只能吃前奶，吃不到营养丰富的后奶，所以才会摄入过多糖分。正确的做法是，亲喂换边前确保婴儿吃完乳房内的奶水。对于吃配方奶的婴儿来说，问题的根源可能是配方奶的品牌。更换品牌，观察是否有效。如果情况没有得到缓解，请咨询医生。

大便呈灰白色——原因可能是常见于新生儿的黄疸。患黄疸的新生儿，皮肤和眼白呈黄色。通常婴儿两周大时会康复。担心婴儿患有黄疸，请咨询助产士或医生。

大便呈白色——如果婴儿患黄疸超过两周，说明肝脏可能出现问题。建议咨询助产士、健康顾问或医生。

## 洗澡

刚开始，你难免心生畏惧，但是洗过几次后自然驾轻就熟。一些婴儿酷爱洗澡，另一些则用实际行动告诉你他对洗澡的恨！婴儿一周洗几次澡由你来决定。出生后几周里，如果你坚持给婴儿日常清洁，如清洗脸、手、私处和臀部（见下文），那洗澡一周三次就够了。以下基本步骤能消除洗澡中的麻烦事。

1. 选择无人打扰的时段洗澡。两餐之间洗澡最为恰当，婴儿不仅心情舒畅，又不会吐奶。洗澡时如果婴儿表现得轻松愉快，那就固定在晚上洗澡，利于形成规律的就寝时间。

贴士　安全说明：洗澡时，一秒钟也不能离开婴儿。需要应答手机或门铃时，一定要将婴儿带在身边。

2. 选择最舒适的场所。可以将塑料婴儿浴盆放在温暖的客厅里，或者使用婴儿浴架将婴儿浴盆安放在家庭浴缸里，或使用浴桶。就我而言，因为方便快捷，一开始我用浴室里的洗脸盆给女儿洗澡。房间一定要温暖，关闭门窗，防止冷风进入。

3. 准备好必需品：

- 婴儿浴盆（如果一直在使用）

- 药棉球

- 一块毛巾或海绵

- 使用浴用温度计测量水温，也可以用手肘试水温

- 婴儿洁肤液（如果用过）

- 婴儿洗发液（如果用过）

- 如果婴儿皮肤干燥，就使用婴儿润肤露或润肤油

- 尿布更换垫

- 一张小号浴巾或婴儿浴巾。连帽浴巾更好，可以从头到脚
包裹婴儿

- 尿布、尿布衬垫（如果用过）、垃圾袋

- 衣服

4. 让婴儿躺在尿布更换垫上，浴巾放在旁边。

5. 放洗澡水。先加入少量洁肤液（如果打算使用），再放冷水，最后放热水。水深大概13cm，温度适中。如果使用浴用温度计测量水温，温度最高只能介于37℃~38℃。如果用手肘试水温，应该不冷不热。如果使用婴儿浴盆，浴盆就放在婴儿身边。

6. 脱下衣服。如果婴儿拉过大便，用药棉和水清洗他的臀部和私处。

7. 清洗婴儿面部和头发。首先用浴巾包裹婴儿。然后抱着婴儿在浴盆上方，一只手臂托着头、肩和躯干，另一只手在浴盆里打湿药棉或毛巾后，轻轻地擦洗婴儿的面部。婴儿脸上会出现白色的粟粒疹，那是婴儿汗腺发育的结果，不会伤害婴儿。

接着打湿婴儿的头皮，涂抹婴儿洗发液或洁肤液（如果使用

过），冲洗前轻轻地搓揉头皮。婴儿头骨尚未闭合，头部有两处柔软的区域（囟门）——一处位于头顶，另一处位于脑后。轻柔地触摸、清洗这些区域是绝对安全的。

8. 将婴儿放进浴盆，一只手臂托着他的头和肩，手掌抱住他的手臂，另一只手臂托着他的臀部。

9. 托着头和肩的手臂保持不动，另一只手用海绵或毛巾给婴儿洗澡。

10. 抱起婴儿，放在浴巾上。包裹起来，轻轻地吸干身上的水。将婴儿放在尿布更换垫上。待婴儿舞动手脚一两分钟，让空气进入尿布会包裹住的区域。

11. 轻柔地涂抹婴儿润肤霜或润肤油（如果用过）。

12. 穿好尿布和衣服。


## 宝宝的日常清洁


1. 房间一定要温暖。

2. 准备好必需品：

- 一个小盆

- 药棉球或药棉垫

- 一块毛巾或海绵

- 婴儿洁肤液或婴儿湿巾

- 尿布更换垫

- 一条浴巾

- 尿布、尿布衬垫（如果用过）、垃圾袋

- 衣服

3.在盆里放入温水。用手肘试水温，一定要不冷不热。用温度计测量水温，温度最高只能介于37℃～38℃。

4.在尿布更换垫上放上浴巾，让婴儿躺在上面，接着脱掉衣服。

5.清洗面部：用打湿的药棉从内眼角向外眼角轻轻地擦洗。为避免感染，洗完一侧需要更换药棉。使用药棉擦洗耳廓和耳根。千万不要清洗耳道，否则会伤害耳膜。用打湿的药棉清洗面部、颈部和双手。

6.清洗下身：用打湿的药棉清洗臀部和私处。如果是女婴，务必从前向后清洗。如果拉过大便，就使用温和的婴儿洁肤液或婴儿纸巾进行清洗。

## 护理脐带残端

一位名叫艾玛的新手妈妈曾跟我说："应该怎样护理脐带残端，我一点儿头绪也没有。"她道出了众多新手爸妈的心声。虽然脐带残端看似让人心生不快，但是不必担忧。

孕期内，脐带为胎儿输送营养和氧气。婴儿出生以后便不再需要脐带，所以医生用塑料夹子夹住后剪断脐带，只留下2~3cm长的残端。脐带里没有神经，所以没有知觉。一些助产士几天后会取下夹子，而一些助产士等到残端萎缩并脱落后——婴儿出生后7天左右——才移除夹子。此时，肚脐已完全长好。而在此之前，务必保持肚脐清洁与干燥，避免感染。

使用清水清洗残端，也可以往洗澡水里加入温和的婴儿洁肤液。用干净柔软的毛巾轻轻地吸干残端上的水分，完全吸干后才能穿尿布。只要能保持清洁，就不需要施用防菌剂。为避免排泄物污染残端，也为了保持空气流通，穿尿布时，腰部位置需要对折。如果残端接触到排泄物，请立即清洗。残端脱落后7~10天，肚脐差不多就该痊愈了。如果肚脐发红、有异味，请咨询助产士或医生，确诊是否为感染。

**处理剥落的皮肤**

胎儿皮肤表面覆盖着光滑的白色保护层，我们称之为胎脂。婴儿出生后，胎脂被清洗掉，皮肤接触到空气，表层因为干燥而剥落。全身的皮肤都会剥落，但是手脚的情况更明显。一两周后皮肤会停止剥落，但是你可以在剥落的部位涂抹少量婴儿润肤油。

## 修剪指甲

修剪婴儿的指甲，他才不会抓伤自己。婴儿的指甲柔软，不易区分指甲和皮肉，所以最少4周大才能修剪指甲。如果抓伤厉害，可以给婴儿戴防抓伤手套。婴儿满月后指甲变硬，这时可以修剪了。使用婴儿圆头剪刀，避免划伤皮肤。除了剪刀，也可以使用指甲锉。婴儿睡着时修剪指甲更容易。

# "肚皮时间"

当年我带孩子的时候，别人建议我让宝宝趴着睡觉。不过近年来的研究表明让婴儿仰睡能降低发生"婴儿猝死综合征"的风险。但是，在家长的监护下，让婴儿定期趴着玩耍是有好处的。婴儿不仅能更容易移动身体，还能加强颈部、肩部和背部的发育，同时还能随意移动手脚。婴儿学习爬行前，定期的"肚皮时间"能促进他运动神经的发育。

## 安全第一

婴儿趴着玩耍时，家长一定要守在旁边。千万不能让婴儿趴着睡觉，否则会提高"婴儿猝死综合征"发生的风险。"婴儿猝死综合征"具有突发和原因不明的特点，会发生在看似健康的婴儿身上，所幸案例还算罕见。在英国每年3000名婴儿当中有1个死于"婴儿猝死综合征"。在早产儿或出生体重轻的婴儿身上发生率最高，而在男婴身上的发生率也很高。温度过低或过高也会增加发生率。其他的风险因素包括二手烟和危险的睡眠姿势（事实表明仰睡才是最安全的姿势）。另外的诱因还有被铺盖覆盖面部、被婴儿床护栏卡住或被床垫和墙卡住而导致的窒息。你能在本书当中找到避免"婴儿猝死综合征"发生的安全注意事项。

另外，婴儿长时间平躺，后脑越睡越平，而趴着玩耍可以抵消这样的作用。而且还能让婴儿换个视角看世界，不会那么无聊。

刚开始，只需要每天几次，每次几分钟。之后，随着年龄的增长逐渐增加时长。起初，为了让婴儿适应这样的姿势，可以先让婴儿趴在你的胸口或腿上。之后再让婴儿趴在地板上。

一定要选择婴儿清醒、高兴、警醒的时间。婴儿吃奶后不要立即这么做。如果婴儿出现胃食管反流，通常表现是吐奶，那更不行。最佳的时间是婴儿睡醒后或者根据你自己的生活规律安排时间，如更换尿布时可以让婴儿趴几分钟。婴儿趴着时，正好脱下尿布，让臀部接触空气；如果担心婴儿大小便，可以垫一条毛巾或尿布。

房间一定要温暖，而且屋内不能有宠物。在地板上铺一条毯子，让宝宝趴在上面。

刚开始，婴儿的脸部和上半身会承受身体的大部分重量。婴儿不断成长，慢慢开始环顾周围。这可以培养他的协调能力和追视能力。大约 3 个月大时，婴儿能自己抬头，用手臂撑起身体，最后逐渐开始爬行。建议用色彩缤纷的玩具引导婴儿抬头并用前臂撑起身体。

## 穿衣服与脱衣服

刚开始，就连给宝宝穿衣服和脱衣服都看似是一件令人头疼的事。脱掉原本舒适而温暖的衣服，宝宝就失去了安全感，所以会又哭又闹。但是不要紧张，有条不紊地做，逐渐就会掌握要领。将婴儿放在尿布更换垫上，就能腾出双手给他穿衣服或脱衣服了。

### 背心

穿背心时，首先双手撑开背心，放宽领口。轻轻地套在宝宝的脖子上，接着温柔地引导他的手臂穿过袖孔。最后拉下背心，扣好。

脱下时，首先解开纽扣。然后轻轻抓住脚踝，抬起宝宝，将背心褪至腋下。接着引导手臂穿过袖孔。最后拉开领口，轻轻脱下，注意不要刮着宝宝的脸。

婴儿连体衣

打开婴儿连体衣，放在尿布更换垫上，再将宝宝放在上面。挽起一只衣袖，轻轻地引导宝宝的手臂穿进衣袖。最后将脚穿进连体衣，扣好。

脱下连体衣时，解开纽扣，轻轻拉出腿脚。接着轻轻地提起袖口，拉出手臂。一只手稍微抬起宝宝，另一只手脱下连体衣。

# 正确调节婴儿体温

婴儿的身体不会像成年人一样可以有效调节自己的体温。之前已提到，过冷或过热都是"婴儿猝死综合征"的诱因之一，所以一定要确保婴儿体温适中。正常的体温范围是36.6℃~37.2℃。婴儿体温可能过高的表现包括：

● 出汗

- 头发湿润

- 脸色发红

- 长痱子

- 呼吸急促

- 烦躁不安

- 发烧

以下是正确调节婴儿体温的基本注意事项：

- 摸一摸婴儿的颈部和腹部，感受体温是否过热或过冷。手脚的温度低于其他身体部位，所以不要以手脚的温度为准。

- 如果婴儿体温过高，脱掉一件衣服或揭开一条毯子能降低体温。

- 室内温度适宜，婴儿的手或脚却十分冰冷，就添加衣服或铺盖。在室外就加上帽子、手套和袜子。

- 婴儿睡觉时，室温要保持在16℃~20℃。注意检查中央采暖温控器的温度，或者使用温度计监控室温。

- 婴儿睡篮、婴儿车或婴儿床不能放在散热器、加热器或火炉旁边，也不要放在阳光能直接照射到的地方。不要用热水袋或电热毯给婴儿暖床。

- 婴儿的双脚必须始终紧贴婴儿睡篮末端或婴儿床床尾，这样婴儿才不会钻进铺盖。为避免婴儿头部被覆盖，铺盖不能超过婴儿的肩膀。如果使用睡袋，睡袋大小必须适合，婴儿才不会钻进睡袋。

• 给婴儿穿衣服一定要注意保暖，出门的时候更是如此。简单地说，白天婴儿穿的衣服应该跟你一样多，还要加上一件外衣，如背心或开襟毛衣，具体视季节而定。

• 即使婴儿睡着了，且随时会醒来，由室外进入室内、汽车、巴士或火车时，也一定要脱掉婴儿的帽子和外衣，否则体温很快就会上升。

• 在车内要注意婴儿的体温，避免过热。如果车内只有你和婴儿两个人，应时常停下车检查婴儿体温。

• 房间一定要温暖。换衣服或洗澡时要关闭门窗。


## 带着婴儿外出


外出时，需要准备食物和尿布。以下清单列明了外出时所需的基本物品，专为 0~3 个月的婴儿设计。

1. 根据在外逗留时间准备相应数量的尿布。

2. 可洗尿布须搭配尿布内衬。

3. 收拾一次性尿布或尿布内衬的垃圾袋。

4. 温和的婴儿湿巾（如果用过）或者打湿的药棉球。药棉球需要用保护膜包裹或放在塑料袋里。

5. 一套衣服，以防排泄物外漏或婴儿吐奶。

6. 如果婴儿接受瓶喂，需要准备围兜。

7. 根据在外逗留时间，准备足量的配方奶（母乳）或盒装液体配方奶和已消毒的奶瓶。

8. 奶瓶保温袋可以让奶液处于低温状态，防止细菌滋生。

9. 安抚奶嘴。

10. 尿布更换垫。有些妈咪包自带更换垫；也可以购买户外更换垫，还带有收纳尿布和湿巾的口袋；或者购买可折叠的更换垫，装进妈咪包。

11. 如果天气寒冷，建议带条毯子。

12. 如果天气炎热或阳光强烈，建议带上顶帽子。

13. 棉布方巾。应对婴儿吐奶或奶液溢出，还可以在哺乳时保护隐私。

14. 配备注射器的止痛药。

## 烈日下安全出行

6个月以下的婴儿不能受到阳光直射。此时婴儿的皮肤还不能产生足够的黑色素抵御阳光，而防晒霜是否能有效保护婴儿仍未可知。可以使用太阳伞或婴儿车遮阳篷遮挡阳光；根据太阳所处的位置，调整太阳伞或遮阳篷。如果带着婴儿在烈日下外出，建议戴遮阳帽防护脸部、颈部和耳朵。一定要给婴儿穿轻薄的棉质衣服，以保护皮肤。记住，在炎热的环境中，婴儿会迅速脱水，建议经常喂奶或凉白开。

# 带着婴儿度假

带着0~3个月的婴儿度假，有几个方面需要考虑。如果打算出国，只要是出生超过两天的婴儿，大多数航空公司都表示欢迎，但是可能需要医生提供一张适乘飞机的证明；而一些航空公司只允许达到2周大的婴儿乘坐飞机。对于早产儿，年龄不能按照出生日期计算，应该根据预产期计算。如果你是剖腹产，产后10天内不能乘坐飞机。跟婴儿一起旅行的一大好处就是轻松，他还不能上蹿下跳，不必担心安全问题。不过最好还是过几周，等你和配偶都熟悉宝宝了再乘坐飞机。另外，新生儿的免疫系统尚未发育健全，所以在这个阶段最好不要让宝宝接触其他乘客。

不要带婴儿去疾病肆虐的国家，因为年龄太小而不能接种相关疫苗。以不到 2 个月的婴儿为例，给他们施用抗疟疾药物是不安全的。如果到当地旅游需要接种多项疫苗，一定要先咨询医生。

如果婴儿患感冒或耳部感染，乘坐飞机时，起飞和降落引起的气压变化会让耳朵感觉不适。如果不放心，建议乘坐飞机前咨询医生。飞机起飞和降落时，亲喂和瓶喂能缓解耳朵不适。因为吮吸的动作可以将空气推入中耳，起到平衡气压的作用，所以能预防或缓解疼痛。

即使婴儿只是系着特殊的安全带坐在你的腿上，许多航空公司都规定婴儿也要购买机票。不过对于 2 岁以下的婴儿来说，通常返程机票的折扣力度很大，甚至还会免费。

如果飞往国外，宝宝需要自己的护照才能登机。购买机票时，记得询问能否预订婴儿旅行床，或者登机时能否自己携带车载婴儿安全座椅。大多数航空公司——即使是廉价航空——允许登机时免费携带一架折叠式幼儿小推车和一张车载婴儿安全座椅，有时还允许携带婴儿旅行床（建议购买机票前咨询航空公司）。通常折叠式幼儿小推车需要在登机口交由空乘保管。许多航空公司允许你把推车推到舷梯前。大多数飞机的洗手间里都配备了婴儿护理台和奶瓶加热设备。

建议咨询酒店或旅行社是否提供婴儿用品。有些会提供婴儿旅行床、婴儿浴盆和尿布更换垫，能减少你的负担。

## 旅途中亲喂

大多数机场都提供育婴室，里面有座椅供各位妈妈亲喂。航空公司也欢迎妈妈在旅途中亲喂，但是预订机票前请咨询航空公司。要想隐蔽地喂奶，就不要选择紧靠走道的座位。

为防衣服沾上奶渍，建议随身携带一件外衣。如果不习惯在公共场所亲喂，可以选择母乳瓶喂。

斯蒂芬妮告诉我："杰克 2 个月大时，我们飞到马略卡岛。我不喜欢在陌生人面前亲喂，所以我准备了一瓶母乳，放在保温袋里。为了保持低温，我还在保温袋里加了冰块。另外，我还带了一壶热水，可以在旅途中加热奶瓶。"

## 旅途中瓶喂

旅途中最简便的瓶喂方式就是液体配方奶，可以直接购买盒装液体配方奶。液体奶比奶粉贵，但是能保证旅途中任何时候宝宝都能吃上干净卫生的奶液。

禁止携带液体登机的规定不适用于婴儿食用的奶液。通常你能随身携带最多 1 升奶液，但是乘坐飞机前请仔细询问航空公司有关规定。安检人员可能会要求你打开奶盒或奶瓶后当场品尝。另外，记得在已消毒的容器中准备几个已消毒的奶瓶。你可以跟咖啡馆或餐馆要热水；登机后你可以向空乘索要温水。

液体配方奶可以在常温下饮用。如果自己开车出去旅行，可以将车载奶瓶加热器连接至车载点烟器。或者带一壶热水和大塑料碗或塑料壶——乘坐火车时也适用。

贴士 温暖的奶液有利于细菌滋生，所以温热的液体配方奶一定不要存放于保温容器中。

你还可以需要喂奶时再冲调奶粉。为此，你需要携带已消毒的奶瓶、一壶新鲜的开水和奶粉。热水的温度至少要保持在 70℃才能杀死有害细菌。如果保温壶能够密封，热水可以几个小时都至少保持在 70℃。你也可以购买已消毒的一次性奶瓶，缺点就是价格太高。市面上还有能储存三顿奶粉的瓶子，省去了旅途中临时用勺子舀奶粉的麻烦。这些器具使用前记得消毒。

即使热水在真空杯里储存了几个小时，喂奶前也要先检查奶液的温度。将奶液滴在手腕内侧，一定要不冷不热。如果奶瓶烫手，就打开水龙头（如果有）冲一下。注意自来水一定不能接触奶嘴。也可以自然降温，一段时间后再检查温度。

---

**倒掉剩余的奶液**

吃剩的配方奶或母乳当中，细菌生长繁殖迅速，再次食用会引起腹部不适，所以保留时间不能超过 1 小时。喝不完的奶液超过 1 小时必须倒掉。

---

其他必需品清单

以下是一张简单的其他必需品清单：

护照——宝宝也需要自己的护照。

遮阳伞——阻挡阳光照射宝宝。记住，6 个月以下的宝宝不能在太阳下暴晒。

婴儿旅行床——如果酒店未能提供。

插座小夜灯——便于夜间喂奶和更换尿布。

婴儿监护器——比如宝宝在房间里睡觉，而你想去阳台上坐一坐时，非常有用。

便携式遮光窗帘——白天宝宝睡觉时使用。

全球通用的浴缸塞子——能将洗脸盆或浴缸变成婴儿浴盆。

第 4 章

# 安抚宝宝

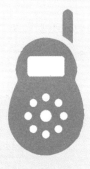

新生儿和你沟通的唯一方式就是啼哭。婴儿啼哭的目的就是吸引你的注意，让你知道他需要你。几天大的婴儿啼哭的主要原因就是饿了。但是也有其他原因——尿布需要更换、疲劳、腹绞痛、尿布疹或鹅口疮。大多数宝宝需求得到满足后就会安静下来。不过有时候你也百思不得其解，只能"竭忠尽智"安抚宝宝。重点是就算宝宝爱哭，你也不必担心或失去信心，因为有些宝宝天生就是爱哭。只要宝宝的体重在增加，看起来又健健康康，而你也回应他每一次啼哭，那哭一哭也无大碍。

　　有些专家将婴儿出生后的三个月称为"第四孕期"。那是因为此时婴儿依然需要跟子宫相似的成长环境，帮助他们逐渐适应母体外部的世界。胎儿到第五个月时就会吸手指了，而且在子宫里感觉既舒适又安心。他们不仅能感受你日常生活中的身体运动，还能听到你体内的各种声音，如心跳声、消化道产生的声音和你的说话声。不仅如此，他们还能听见妈妈体外的声音，如爷爷奶奶的说话声、音乐、吸尘器、洗衣机以及马路上的汽车等发出的声音；而且还能闻出你的气味。由此看来，安抚宝宝最有效的方式就是营造胎儿的成长环境，重现当初的安全感、身体运动、声音和气味。记住，宝宝各有特点，对一个有效的方法不见得对另一个也有效。本章将提供一系列行之有效的技巧，助你安抚啼哭的宝宝。

## 本章内容：

- 婴儿啼哭的原因
- 吮吸乳房还是安抚奶嘴
- 应该吮吸安抚奶嘴吗
- 近距离接触宝宝
- 轻轻摇晃宝宝
- 使用婴儿吊兜
- 包裹襁褓
- 包裹襁褓的注意事项
- 按摩止哭
- 制造噪音
- 应对宝宝啼哭
- 警惕宝宝啼哭之声的变化
- 一位新手妈妈的经历

## 婴儿啼哭的原因

婴儿啼哭的原因主要有以下几个：

饥饿——给婴儿亲喂或瓶喂，确定婴儿是否饥饿。

尿布需要更换——检查尿布是否需要更换。

臀部疼痛——检查婴儿的臀部是否出现尿布疹。

体温过高——如果看起来体温过高，请检查。也许脱件衣服就能降温了。

疼痛或难受——观察婴儿是否表现出胀气、腹绞痛、耳部感染或脱水的症状。更多相关内容，请查阅本书第6章。

如果找不到婴儿啼哭的原因，那可能是他过度劳累，加上外界过度刺激，无法入睡。以下安抚婴儿的方法也许能帮助你。

## 吮吸乳房还是安抚奶嘴

吮吸给婴儿以安慰，所以让婴儿吮吸乳房或安抚奶嘴能抚慰他。接受亲喂的婴儿经常只是为了舒服而吮吸乳房，并不是为了吃奶。这就是非营养性吸吮。如果你正在亲喂，婴儿出生后几周不要使用安抚奶嘴，否则会让婴儿混淆不清，导致亲喂出现问题（见下文）。而吮吸这个动作，尤其是吮吸乳房，可以让婴儿疲惫，有助于睡眠。另一个选择就是让婴儿吮吸自己的大拇指。孩子三四岁时，将学会其他自我安慰的方式，就不会再这么做了。

## 应该吮吸安抚奶嘴吗

大多数婴儿只要吃饱喝足，只要有妈妈的拥抱，不要安抚奶嘴也能心满意足。如果你按需喂养，他更是如此。一些婴儿根本就不要安抚奶嘴，而一些婴儿——无论亲喂与否——需要借助安抚奶嘴寻求安慰。也许你不喜欢安抚奶嘴，但是许多家长发现这是应付婴儿无休止啼哭的法宝。如果打算使用安抚奶嘴，或许你需要摸索一番才能找到适合宝宝的奶嘴。

一般安抚奶嘴由硅胶或橡胶吸嘴、塑料或硅胶拉环和奶嘴托组成。奶嘴托可以防止宝宝误吞奶嘴或者被吸嘴噎着。而一体式的安抚奶嘴没有接缝或死角，部件不会脱落，也不会滋生细菌。跟硅胶安抚奶嘴相比，橡胶安抚奶嘴更柔韧，但是不耐用。

矫正型安抚奶嘴比樱桃外观的老式奶嘴扁平。这样的设计能够模拟宝宝吮吸妈妈乳房时的场景，而且几乎不会影响他的牙齿发育。

建议买几个安抚奶嘴换着使用，还要时常消毒。购买带盒子的安抚奶嘴，便于存放和保持卫生。为了安全和卫生，安抚奶嘴要定期检查。如果发现破损，立即扔掉。

为了尽可能不影响宝宝牙齿的发育，如非必要请勿使用安抚奶嘴，而且最好半岁时就戒除这个习惯。奶嘴上一定不要蘸蜂蜜或果酱之类的甜食。不仅会导致蛀牙，而且一些专家认为这会养成宝宝爱吃甜食的习惯。

## 近距离接触宝宝

无论亲喂或瓶喂，或者只是拥抱宝宝，与宝宝近距离接触能让他安心和放松。依偎着你，宝宝能感受到你的心跳；身体接触时，宝宝能闻到熟悉的气味，感到放心。这一切都让宝宝回想起在妈妈肚子里的日子。拥抱宝宝时，他的身体会释放具有镇静作用的激素——催产素，催产素有助于降低体内应激激素的水平。你的身体也会产生催产素，缓解听见宝宝哭声带来的紧张感，给你平静。

## 轻轻摇晃宝宝

晃动身体能重现子宫内的情形，让宝宝觉得舒服。在怀中轻轻摇晃宝宝、让宝宝蜷缩在你的怀里或者直立式抱着宝宝四处走走，能同时给予宝宝运动和依偎的舒适。你也可以在婴儿床里轻轻摇晃宝宝；或者如果你想腾出双手，可以使用婴儿弹跳椅，单脚或是单手就能完成了。前后或者左右推动婴儿车也能达到相同的效果。还有一些宝宝喜欢出门坐汽车或婴儿车。

## 使用婴儿吊兜

使用婴儿吊兜也能和宝宝近距离接触，同时也能让宝宝感知你的身体运动而获得安宁。有事要做或者需要外出时，有了婴儿吊兜，一举多得，全不耽误。

## 包裹襁褓

包裹襁褓是一个流传上千年的技巧。将宝宝包裹起来，就像在妈妈肚子里那样安全和舒适。宝宝过度受到外界刺激时，即使疲惫，也可能无法入睡。此时，包裹襁褓正好能让宝宝安静下来。但是有些宝宝并不喜欢襁褓。

### 怎样包裹襁褓

以下是包裹襁褓的步骤。

1. 在地板上放一张菱形的床单。

2. 顶上的角折下约 15 厘米，形成一个扁平的边缘。

3. 让宝宝躺在床单上，颈部贴着扁平的边缘。

4. 提起左边的角，包住宝宝，掖在宝宝身下。

5. 拉起底下的角，包住宝宝的双脚。

6. 提右边的角，绕过宝宝的身体，一直包到背后，只露出头部和颈部。

## 包裹襁褓的注意事项

1. 留足空间，让宝宝的双腿能够像青蛙一样摆放，而且大腿和躯干的角度适中。这样，宝宝的髋关节才能良好发育。如果包裹太紧，双腿呈笔直的情形，会导致或者加剧髋关节发育不良。髋关节发育不良指的是髋关节未能正确对齐，引起髋关节功能异常。

2. 不要使用毯子，会引起宝宝体温过高，继而提高发生"婴儿猝死综合征"的风险。

3. 亲喂时不要包裹襁褓，会引起宝宝体温过高。而且研究表明，亲喂时宝宝会使用双手寻找乳房，帮助衔乳，所以此时包裹襁褓会妨碍宝宝吃奶。

4. 包裹襁褓时，不能让宝宝趴着。

5.宝宝能够挥动手臂和踢腿之后，就不能再包裹襁褓了，否则会阻碍其运动能力的发展和身体发育。

## 按摩止哭

婴儿按摩在世界范围内不知存在了多少个世纪。实践证明按摩不仅能减少婴儿啼哭，还能提升睡眠质量。宝宝啼哭时，我们会本能地触摸宝宝，如拥抱或抚摸背部。按摩只是这种内在冲动的发展和延续。身体接触给宝宝以安全感，还能刺激你和宝宝的身体释放具有镇静作用的催产素，降低应激激素水平，让人心平气和。而且还能促使人体产生让人放松的血清胺和具有镇痛作用的胺多酚，有助于缓解胀气和腹绞痛。宝宝如果便秘，轻轻地按摩肚子能帮助排便。按摩还给你和配偶提供了一个跟宝宝培养感情的机会。对爸爸来说，这是美好的亲子时间，或许可以当作睡前活动的一个部分，而且两人都能得到放松。如果你或者配偶患有产后抑郁症，给宝宝按摩不仅能缓解病情，还能改善和宝宝的关系。

按摩还有其他好处，如促进血液循环、增加体重和促进精神与情感的发展。

**按摩精油和按摩霜**

精油或按摩霜能润滑宝宝的皮肤，便于你的手在他的皮肤上按摩，同时还有保护皮肤的作用。

你可以使用婴儿润肤油或婴儿按摩精油——多数都含有令人放松的精油成分，如薰衣草或甘菊。向日葵、椰子、葡萄籽或甜杏仁油也有相同的作用。橄榄油含有油酸，会破坏婴儿皮肤表面脆弱的保护层，所以不能用于婴儿按摩。而冷霜含有十二烷基硫酸钠，这是一种强力的洗涤剂，会刺激婴儿的皮肤，不推荐使用。如果婴儿患有湿疹，建议使用医生开的润肤霜。

简单的婴儿按摩

以下是简单的婴儿按摩指导。每一种技巧一个部位最多只能使用三次。

1. 选择宝宝心情舒畅而又警醒的时候，既不饿也不累，如睡前的喂食之前。

2. 准备好必需品：上面铺有毛巾的尿布更换垫、按摩精油或按摩霜、衣服和尿布更换套装。

3. 松开或者脱掉宝宝的尿布。如有必要，清洁他的臀部。

4. 用双手搓热倒入手中的按摩精油或按摩霜。

5. 一只手轻轻地抓住宝宝的脚踝，另一只手从腿前向腿后按摩。

6. 抓住一只脚，大拇指画圈按摩脚底，然后轻捏脚趾。

7. 双手轻轻置于宝宝腹部。双手放松，沿顺时针方向按摩宝宝的腹部。

8. 以宝宝胸口为起点，双手轻柔地向外画圈按摩，直到肩膀，再回到胸口。最后双手轻轻地按摩手臂。

---

**安全按摩**

如果宝宝身体不适、发烧或刚打过疫苗，请勿按摩。如果按摩时，宝宝表现出不安或睡意，请停止按摩。

---

## 制造噪音

听起来南辕北辙，但是制造噪音也许能让宝宝平静下来。

原来胎儿在妈妈体内每天听到的噪音，如电视机、录音机、吸尘器、洗衣机、洗碗机或烘干机等发出的声响，现在能抚慰宝宝。使用婴儿吊兜或者将宝宝放在婴儿弹跳椅上时，不妨打开吸尘器试试看。你也可以打开收音机，看音乐能否让宝宝安静下来。你的声音也有镇静的作用，所以宝宝烦躁时，对着他说话或唱歌。

## 应对宝宝啼哭

宝宝有时候会比平常哭闹得厉害，比如腹绞痛的时候，而你会感觉难以承受。遇到这类情况，可以尝试以下应对方法：

1. 深吸一口气，数5个数；屏住呼吸，数5个数；呼气，数5个数。

2. 如果一个人带孩子，想到别的房间休息时，就将宝宝安全地放在婴儿睡篮或婴儿床里。然后给自己倒一杯热饮料，看电视、听收音机或者做任何能让你放松身心的事。5分钟之后再继续照顾宝宝。

3. 问一问你的家人能否照料宝宝一段时间，即使是休息一小时也足以让你养精蓄锐，之后从容应对。

4. 宝宝到 3 个月时哭闹的情况会减少，所以告诉自己："一切都会过去。"

5. 如果以上方法都不奏效，而你的情绪越来越低落，建议寻求医生帮助；和护士聊一聊你的感受，或者拨打热线电话寻求解决办法。

**警惕宝宝啼哭声音的变化**

如果宝宝啼哭的声音发生了变化，也许是身体不适的征兆。如果突然比平常哭得厉害，也没有办法抚慰他，或者哭声变得微弱，又或者哭声变得尖锐，建议立即就医。

## 一位新手妈妈的经历

斯蒂芬妮，30 岁，第一次做妈妈，女儿名叫索菲

刚开始，索菲哭闹有三个原因：累了，饿了，该换尿布了。而我知道每次哭闹的原因。索菲 6 周大时，哭闹是为了要抱抱。

有时她太累了，需要帮助才能入睡。几周后我也习惯了。

索菲2周大时我开始给她用安抚奶嘴。刚开始我不愿意这么做，因为我根深蒂固的想法是安抚奶嘴不好。不过事实表明这的确是最好的做法。找到她喜欢的奶嘴之后，她立马就安静下来了。

医生跟我说为了不需要把宝宝喊醒，喂奶前先换尿布。所以我先换尿布后喂奶，吃饱后她又接着睡。三个问题就这样完美地解决了。等她8周大时，多了一个步骤，换尿布、喂奶、玩耍、睡觉。有时玩耍得太久，她会特别累，但是我们有规律的作息时间，我能猜到她为什么哭，所以能哄她睡觉。如果没有效果，抱抱她一般就能让她安静下来。所以我的建议是形成固定的作息时间，并且在脑海里列出待做事项清单。

第 5 章

# 甜梦好眠

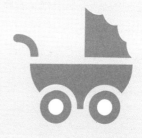

宝宝出生后几个月里，睡眠有可能成为影响一家三口的重大问题。帮助宝宝养成良好的睡眠习惯，你和配偶也能得到适度的休息，全家人都受益。宝宝 0 ~ 3 个月这个阶段，你会因为夜间喂养而只能断断续续地睡觉。所以本章会介绍一些应对的办法，将这种影响降至最低，让宝宝夜晚睡得更久。

**本章内容：**

- 婴儿的睡眠
- 培养良好的睡眠习惯
- 要不要跟宝宝同睡一张床
- 和宝宝同睡一张床的注意事项
- 应对睡眠剥夺
- 新手父母经受睡眠剥夺的事例
- 不要争做家务女王

## 婴儿的睡眠

新生儿睡眠时间很长，平均每天 16 个小时，还没有固定的作息时间。他们不分昼夜说醒就醒。其一是因为婴儿的胃非常小，需要频繁地进食，母乳喂养更是如此。其二是因为婴儿的睡眠周期比成年人短，所以他们睡得更浅，更容易被吵醒。其三是因为婴儿还没有形成生物钟，睡眠不受明暗、饮食和运动的影响，所以你夜间时常需要起来给他们喂奶。

6~8 周大的婴儿才开始白天短睡，夜里长睡，但是仍然需要夜间喂养。这时，他们开始形成较长的睡眠周期，会出现非快速眼动睡眠期，睡得更深沉。

有些婴儿 8 周大时开始能够一觉睡到天亮，但也有一些婴儿可能要到几个月大才行。但是在新生儿时期，你可以开始培养宝宝良好的睡眠习惯，形成规律的生活作息。

# 培养良好的睡眠习惯

婴儿和成人一样需要高质量的睡眠。以下的方法不仅能保证婴儿充足的睡眠，还能让婴儿知道白天应该玩耍，晚上应该睡觉。

## 辨别宝宝是否疲倦

几周大的宝宝一次睡眠时间不会超过几个小时。看出宝宝疲倦了就哄他睡觉，否则他会变得过度疲劳而且烦躁。宝宝困了会打哈欠、眼皮下沉、揉眼睛、拉耳朵、扯头发或者哭着闹着要吃奶。很快你本能地就知道他什么时候要睡觉了。

## 教宝宝区分白天与黑夜

宝宝 2 周大时你就可以教他区分白天与黑夜了。

### 白天

早上宝宝睡醒后就给他换衣服，他会将穿衣服和白天联系起来。和他玩耍，他也会将娱乐活动与白天联系起来。和宝宝多说话，让他在白天保持清醒和警觉。带宝宝去室外晒太阳，可以抑制白天在体内生成睡眠激素——褪黑素，而等到晚上才分泌。

白天在噪音中睡觉。宝宝在母体内习惯听到外界的声音。那些熟悉的声音，如洗衣机、吸尘器、洗碗机和电视机发出的声音，反而可以安抚他，助他入睡。所以宝宝白天睡觉时，你也不用营造安静的环境。如果你小心翼翼，宝宝长大后反而容易被轻微的声响吵醒，从此你和配偶将生活在"水深火热"当中。

### 就寝时间

给宝宝养成一套入睡的习惯，如洗澡、按摩、睡前故事或歌曲、喂奶、睡觉。这能让宝宝在睡前有充足的时间放松身心。他的大脑会逐渐将这一系列活动与睡眠联系起来。而且洗热水澡不仅能让宝宝放松，还能略微提高他的体温。之后为了减缓新陈代谢并且节约能量，大脑会降低体温。所以宝宝体温略微下降时，大脑也就收到了信号——该睡觉了。调暗灯光，宝宝也会将黑暗与睡眠联系起来。而黑暗的环境能促使大脑释放睡眠激素——褪黑素。

### 晚上

让宝宝知道夜晚是睡觉的时间，不是玩耍的时间，所以不要做任何让他兴奋的事情。夜间喂奶时不要开灯。如有必要，为了不吵醒宝宝，建议使用低瓦数的台灯。喂奶时，即使宝宝看似清醒或者想要玩耍，也不要和他说话。而尿布只有在特别脏的情况下才换。

### 鼓励宝宝独自入睡

宝宝吃奶或者在你怀里时经常会睡着，但是长此以往，问题就来了：在你怀里能睡着，一放进婴儿睡篮或婴儿床就会醒过来。为了避免这样的情况，可以在宝宝清醒的时候就将他放进婴儿床，让他逐渐习惯独自入睡。宝宝应该哭一小会儿就会安静下来了。但是如果几分钟后还在哭闹，而且听起来烦躁不安，还是要把他抱起来。不是每个妈妈都忍心让宝宝自我抚慰的。你的感受可能取决于宝宝能多快安静下来，所以你来决定怎么样才是最适合的方式。要注意的是，如果宝宝总是需要你抱着或摇着才能入睡，那他半夜醒来后就不知道该怎么接着睡觉了。而你睡觉断断续续的情况就会持续很久了。

---

**安全的睡姿**

让宝宝仰卧，而且保持"双脚齐床尾"的睡姿——双脚贴着婴儿睡篮或婴儿床的边缘。研究表明这是最安全的睡姿，可以有效降低发生"婴儿猝死综合征"的风险。

---

## 要不要跟宝宝同睡一张床

父母和宝宝同睡一张床是一个饱受争议的做法。一些专家声称这再自然不过了，不仅能增进彼此的感情，而且还不耽误亲喂。这样一来，妈妈也有更多的休息时间，亲喂也更容易。

但是，联合国儿童基金会认为这会导致"婴儿猝死综合征"频发，所以持否定态度。而且根据调查指出，家长旁边的婴儿床或婴儿睡篮才是宝宝睡觉最安全的地方。同时也向家长发出警告，如果宝宝出生时体型较小、早产或正在生病，那么新生儿与家长同睡一张床并不安全。

要不要和宝宝睡一张床由家长决定。看过联合国儿童基金会给予的忠告后，你依然决定跟宝宝睡一张床，那你需要注意以下事项。

## 和宝宝同睡一张床的注意事项

- 宝宝不能睡枕头。

- 确保宝宝睡觉时不会掉下床或卡在床垫与墙之间。

- 给宝宝盖床单或薄毯，不要盖厚重的羽绒被，防止宝宝体温过高。

- 确保铺盖离宝宝的头或脸有一定的距离。

- 就像睡在婴儿床或婴儿睡篮里一样，让宝宝仰卧。

- 不要将宝宝独自留在床上，他可能会钻到铺盖下面去。

- 家长喝过酒、吃了药或者疲劳的时候，不要和宝宝睡一张床。因为你们翻身时，意外压到宝宝的风险很高。

- 家长当中有一人抽烟，就不要和宝宝睡一张床。

- 不要在沙发或扶手椅上和宝宝一起睡觉，宝宝可能卡在你和家具之间。

## 应对睡眠剥夺

夜间喂养必然会剥夺你的睡眠，让你筋疲力尽。以下的方法能让你多一些睡觉的时间，或者至少能改善你的睡眠质量。

1. 每周一两次让配偶负责夜间喂养。前提是配偶第二天不上班，比如周末。那你就有一两个晚上能睡个酣畅淋漓的觉了。或者每周一两次让配偶负责清晨喂养，这样你就可以睡懒觉了。这样做不仅能让你休息，借着喂奶的机会也能让配偶和宝宝增进感情。如果你一直母乳亲喂，现在母乳瓶喂就可以了。克里斯蒂是一位 29 岁的母亲，她告诉我："平时我最怕上床睡觉了，因为我知道又是一个不眠之夜。只有到了周末，老公熬夜到凌晨两点，给伊森瓶喂母乳，我才能睡个安稳觉。"

2. 宝宝睡，你也睡。白天至少一次。

3. 宝宝吃完最后一餐，你就尽快就寝。也许你渴望晚些睡，好好享受个人时间，但是就寝前"放风"的时间不要超过一个小时。这样一来，在宝宝下次需要进食醒来之前，如果运气好，你能睡两三个小时。

4. 培养良好的睡眠习惯，改善睡眠质量。每天作息时间要有规律，白天还要到户外活动，不仅能调节生物钟，还能帮助自己快速入睡。下午 6：00 后不要饮用含有咖啡因的饮料，如茶、咖啡或可乐。睡前可以稍微放松一下，也许看电视或读书能让你转换心境。黑暗和凉爽的环境有助于睡眠，所以建议悬挂深色的厚窗帘或遮光窗帘，而且室温要控制在 16℃ 左右。消化食物的过程让人清醒，所以睡前不要吃得太饱，但是可以吃安眠的食物，如牛奶和香蕉，其中含有让人放松身心的镁、钙和色氨酸。这些都是人体制造褪黑素的原料。

5. 告诉自己：宝宝总有一天会一觉睡到天亮。许多宝宝 3 个月大时，无论亲喂还是瓶喂的宝宝，每晚都能不间断地睡五六个小时。

## 新手父母经受睡眠剥夺的事例

安妮，30 岁，第一次做妈妈，儿子名叫迪兰

每个人都说："宝宝睡觉的时候你也睡。"我没这么做，我也没遇到哪位妈妈能这么做。真希望可以这样，但是我还得做宝宝清醒时我不能做的事，比如家务、洗澡、吃饭或者喝茶。

詹姆斯，30 岁，第一次做爸爸，女儿名叫艾薇

我的工作是轮班制，所以少睡一些问题不大。但是有时候上班前的晚上我完全睡不了，这才是最艰难的日子。咖啡可以提神，而且晚上要尽量早睡。建议刚做爸妈的家长尽快接受睡眠会被剥夺的事实，心理上会好受些。

## 不要争做家务女王

如果你之前能兼顾工作和家庭，现在你或许也想趁宝宝睡觉的时候多做家务活。但是如果你本来就因为睡眠不足而筋疲力尽，再加上身体处于产后恢复当中，所以现在不是做一个家务女王的时候。宝宝长大以后，有漫长的时间让你去做。带着新生儿回家后，你的第一要务是休养。以下的建议能助你在产后几周内将家庭管理得还算井井有条：

- 如果有人伸出援手，来者不拒，还要大胆求助。
- 降低标准，不求完美。
- 不要时时刻刻都在收拾东西。身边放个篮子装东西，有时间再整理。
- 婴儿用品，如尿布更换垫、尿布和婴儿睡篮，集中存放在一个地方，好过遍地都是。
- 完成简单的家务活时，如打扫灰尘或收拾衣物，可以使用婴儿吊兜将宝宝挂在身上。如果没时间用吸尘器，打扫显眼的绒毛就好了。
- "白噪声"，如吸尘器或吹风机发出的声音，一般有助于宝宝睡眠。所以如果宝宝睡不着，试一试打开吸尘器做家务，一举两得！

• 不要想一次就打扫好所有的房间。化整为零，每天就打扫一间屋子。

• 做家务要分轻重缓急，优先选择最重要的项目，如洗碗、清洗灶台、打扫洗手间或者洗衣服。其余的以后再做。

# 第 6 章

# 常见病与家庭护理

0～3个月的宝宝常常会患上一些小毛病。宝宝生病，妈妈就心急如焚。这时候，你需要了解哪些状况会影响到新生儿的身体健康，掌握一些在家治疗的办法，并且知道什么时候该带宝宝去看医生。对父母来说，一定要学会处理紧急情况。为此，本章还会介绍一些急救措施。

## 本章内容：

- 婴儿痤疮
- 呼吸困难
- 腹绞痛
- 结膜炎和泪道阻塞
- 便秘
- 咳嗽和感冒
- 乳痂
- 脱水
- 腹泻
- 耳部感染
- 湿疹
- 发烧
- 痱子

- 尿布疹
- 鹅口疮
- 呕吐
- 接种疫苗
- 急救措施

## 婴儿痤疮

如果宝宝脸颊、额头、下巴或背上出现水泡或红斑，那他可能已患上婴儿痤疮。这种皮肤病常发生于新生儿身上。原因是母体的激素透过胎盘，造成宝宝皮脂腺堵塞，就跟激素刺激青少年长青春痘一样。男婴比女婴容易长痤疮。婴儿痤疮通常会在几周后自行消退。如果患处看起来很油，可以用温水和药棉一天轻轻擦洗几次。

---

**提防其他病症**

婴儿痤疮不会伤害宝宝，也不会让宝宝不舒服。如果宝宝长斑点，而且体温超过38℃，或者表现出难受，那病因可能不是痤疮。建议立即就医。

---

## 呼吸困难

宝宝睡着时，新手爸妈可能会检查宝宝的呼吸。宝宝的呼吸有时急促而深沉，有时缓慢而微弱，这都是正常的。有时呼吸还会暂停大概 5 秒钟的时间，然后再深呼吸，这也是正常的。偶尔发出呼噜声和粗重的鼻息声也是正常的。

如果还是不放心，可以按下列步骤检查宝宝的呼吸：

1. 听　耳朵靠近宝宝口鼻，听他的呼吸声。

2. 看　观察宝宝的胸膛随着呼吸上下起伏的情况。

3. 探　手指放在宝宝口鼻旁，检查宝宝是否在呼气。

想要更安心，可以买一个婴儿监护器。即便和宝宝不在同一间房，你也可以听到宝宝的情况。一旦宝宝停止呼吸，监护器会发出警报。

### 什么时候该看医生

发生下列情况，建议立即就医：

呼吸每分钟超过 60 次。

每次呼吸都发出呼噜声。

鼻孔扩大，说明宝宝在格外用力地呼吸。

呼吸时发出刺耳的声音并伴随犬吠样咳嗽。

呼吸暂停的时间超过 10 秒。

胸膛起伏较平时更为剧烈。

如果宝宝额头、鼻子及嘴唇发青，可能是缺氧所致。

# 腹绞痛

如果宝宝哭闹不止，喂奶、拥抱、摇晃或包裹襁褓都不能抚慰他（特别是晚上的时候），那他可能是腹绞痛。宝宝如果腹绞痛就会哭闹不止。腹绞痛时，宝宝会抬起双腿，握紧拳头，满脸通红。亲喂和瓶喂的宝宝都会经历腹绞痛，而且每四个宝宝当中就有一个会这样。

引起腹绞痛的原因有很多，如消化不良、岔气、母乳或配方奶中的某种蛋白质和糖类导致的短暂过敏。还有一个原因是肠道菌群失衡，特别是有害菌过度生长的时候，如大肠杆菌会引起腹胀。以下是预防和缓解腹绞痛的方法。

## 减少宝宝吃奶时吸入体内的空气

喂奶时尽量让宝宝挺直身体。

如果是瓶喂，奶嘴的流速不能太快，或者使用防胀气奶瓶和奶嘴。

### 拍嗝

喂奶后，让宝宝在你的大腿上坐直，轻轻按摩他的背部，帮他排出肚子里的空气。有关给宝宝喂奶的内容详见第 2 章。

### 服用非处方药

你还可以购买非处方药治疗腹绞痛。这类药物会分解积聚在体内的气体，使之更容易排出体外。

肠痛水是一种传统药物，其中含有小苏打和莳萝子油，但是新生儿禁用。相同功效的药物还有 Infacol 腹绞痛缓解滴剂，其中含有治疗胀气的西甲硅油。新生儿能够服用该药物。如果以上药物未能缓解疼痛，那问题可能出在饮食上——一是妈妈的饮食对母乳的影响，二是配方奶对宝宝的影响。

### 母乳喂养的妈妈要注意自己的饮食

有时候你吃的食物会造成宝宝腹绞痛。有的宝宝会短暂对母乳蛋白产生不耐受的情况。其余的罪魁祸首还有咖啡因、西兰花、花椰菜、卷心菜、洋葱和辛辣食物。如果你怀疑自己的饮食是问题的根源，就一个星期内改变食物的品种，观察宝宝的状况是否有所改善。如果你认为是奶制品造成的，立即咨询医生。如果你决定不吃乳制品，一定要从别的食物中摄取足量钙质，如杏仁、巴西果、沙丁鱼罐头（含鱼骨）、杏干、红枣和无花果。

## 瓶喂配方奶的妈妈可以尝试低过敏性的配方奶

如果担心宝宝对牛奶蛋白不耐受，请向医生咨询后换成低过敏性的（水解）配方奶。这种配方奶的蛋白质经过分解，引起不适的可能性大大降低。

## 益生菌

益生菌可以有效防治腹绞痛。虽然最适合吃母乳的宝宝，但是吃配方奶的宝宝也不妨一试。最新调查显示当下广泛使用的益生菌是罗伊氏乳杆菌。

### 什么时候该看医生

如果以上方法无一奏效，建议立即就医，以防存在疝气等潜在问题。如果医生断定没有潜在病因，他可能会开抗痉挛的药物。如果病情依然没有缓解，也不必担心，因为宝宝到三四个月大时，腹绞痛会不药而愈。

如果宝宝腹泻、呕吐、发烧（高于38℃）或疑似腹绞痛，建议立即向助产士或医生求助。

## 结膜炎和泪道阻塞

如果发现宝宝的眼睛发红、溢泪或者出现黄色分泌物，那可能是患有结膜炎。结膜炎由过敏或病毒感染引起。如果特别小的婴儿患结膜炎，可能是严重的感染所致，所以未满月的宝宝患病，请立即就医。

另一个导致结膜炎的原因就是泪道阻塞。泪道阻塞在新生儿中尤为普遍，通常是泪道发育不完全所致。眼泪不能排出眼睛，所以引起溢泪和分泌物增多。

用蘸过母乳或凉白开的药棉洗去分泌物；使用母乳是因为母乳中含有抗体和益生菌。如果结膜炎由感染引起，立即丢掉用过的药棉，并且清洗双手。因为传染性结膜炎具有易传染的特点。

从上至下轻轻按摩宝宝鼻子两侧，帮助打开阻塞的泪道。这样可以疏散泪道中的泪水，而且或许还能促进泪道发育。一般几周后新生儿阻塞的泪道就会打开，分泌物和溢泪的现象也会随之消失。但是也有几个月后才打开的例子。

## 便秘

如果宝宝排便不畅，而且大便小粒而较硬，那可能是便秘了。大便前宝宝可能会表现得很痛苦，还会哭闹。便秘时，他们打嗝和大便的味道可能会异常难闻，而且肚子摸上去硬硬的。宝宝便秘的另一个征兆是一周大便不到三次。但是，吃母乳的宝宝大便少也是绝对正常的。母乳更容易消化，所以跟吃配方奶的宝宝相比，吃母乳的宝宝很少会便秘。

还有一个特殊的情况，宝宝拉稀有时也是便秘的表现。因为坚硬的大便仍然留在体内，引起便秘。

**注意其他便秘的症状**

如果宝宝小便少、囟门凹陷或眼睛凹陷，那可能是脱水引起的便秘。如果表现出痛苦、发烧或者大便带血，请立即就医。便秘的原因可能是食物中毒、代谢紊乱、先天性疾病或其他疾病。

以下方法也许能缓解便秘：

•母乳喂养的宝宝增加喂奶次数。

•瓶喂配方奶的宝宝多喝凉白开。奶粉过多会导致便秘，所以要确保正确冲调奶粉。

•顺时针按摩宝宝的肚子，按摩时记得使用婴儿精油或润肤霜。如果宝宝表现出难受，立即停止按摩。

•轻轻握住宝宝的双腿，做踩单车运动。

如果以上方法没有奏效，请前往医院就医。

## 咳嗽和感冒

如果宝宝咳嗽、鼻塞、流鼻涕、发烧，那可能是感冒了。宝宝周岁前免疫系统还不能正常工作，所以病毒可能会让宝宝周岁前感冒几次。

### 预防感冒

妈妈身体内产生的抗体会跟随母乳进入宝宝体内，所以母乳喂养的宝宝能抵御传染病。你也可以不让宝宝接触咳嗽或是感冒的人。如果无可避免，一定要让每个人在接触宝宝前洗手。另外，不要让宝宝吸二手烟，否则他会更容易感冒，而且康复周期更长。

## 治疗感冒

感冒之后几天内宝宝就会自然地康复，但是有一些方法能让他舒服一些。

• 增加喂奶次数，母乳或配方奶都行，以此补充水分。

• 让宝宝身处充满水蒸气的环境、使用盐水喷雾或盐水滴剂，都能缓解鼻塞。也可以使用吸鼻器清除鼻涕。

• 在鼻孔周围涂抹凡士林缓解疼痛。

### 什么时候该看医生

发生下列情况，建议立即就医：

宝宝感冒三天内没有好转。

体温超过38℃，而且呼吸困难。

持续性咳嗽。

咳出或擤出的黏液呈绿色、黄色或咖啡色。

## 乳痂

　　乳痂，又称作脂溢性湿疹，常发生于几个月大的婴儿身上。乳痂常出现在头皮上，呈黄色的鱼鳞状，厚而油腻。也会出现在腋下、鼻子和尿布包裹的区域。乳痂虽然难看，但是不痛不痒，不会引起不适，跟之后出现的湿疹也没有关联。乳痂最终会自然消失，但是如果想清除乳痂，可以使用杏仁油软化、放松头皮。涂抹杏仁油后，待其浸润几分钟，用柔软的婴儿牙刷去除乳痂。

　　一定不要用指甲去抠乳痂，否则会引起感染。如果皮肤渗出液体、出血或流脓，说明可能已经发生感染，请立即就医。

## 脱水

　　婴儿身体娇小，对水分流失更敏感，所以容易出现脱水的情形。以下几个原因会导致脱水。发烧是最常见的原因。出汗会流失水分，呼吸加快也会吐出更多水汽。天气炎热、衣服穿多了、身上盖多了或者房间温度过高都会让宝宝体温升高，继而因出汗而流失水分。

腹泻和呕吐也会导致脱水。腹泻会阻碍宝宝的肠道吸收水分。呕吐则会妨碍身体保持水分。

宝宝生病时会拒绝吃奶，这也会导致脱水。

**预防脱水的妙招**

防止宝宝体温过高。

天气炎热时，增加亲喂的次数，而瓶喂的宝宝就多喝水。

宝宝因为耳部感染而拒绝吃奶时，先采取措施缓解疼痛（"预防耳部感染"详见第146页）。

宝宝因为鼻塞而拒绝吃奶时，使用盐水清除鼻涕（"咳嗽和感冒"详见第139页）。

脱水的症状

宝宝脱水时会出现有以下症状：

- 皮肤或嘴唇干燥。

- 囟门凹陷。

- 小便减少。

- 眼睛凹陷。

- 啼哭时没有眼泪。

- 小便颜色比平时深。

- 无精打采，嗜睡。

- 呼吸比平时快。

- 手脚冰凉，长出斑点。

### 应对脱水

尽快就医。医生会建议适合的治疗方法。通常来说口服补盐液就能治疗脱水。其中含有钠、钾和葡萄糖，能够补充流失的水分、矿物质和糖分。口服补盐液是一种非处方药，可以在药店购买，也可以由医生开给你。

脱水的宝宝不能喝纯净水，否则会稀释体内本来就较少的矿物质，加剧脱水的状况。

# 腹泻

宝宝频繁拉稀，可能是患有腹泻。宝宝有时候拉稀是正常的现象，而新生儿时常会拉稀。另外，母乳喂养的宝宝也会频繁拉稀，有些宝宝还会每次吃完奶就拉。但是母乳能促进有益菌在宝宝消化道内生长繁殖，所以拉稀不能作为腹泻的依据。而且跟吃配方奶的宝宝相比，他们不容易腹泻。

## 分辨腹泻的征兆

出现以下情形，表明宝宝可能患有腹泻：

- 大便比平时稀。
- 大便的气味比平时难闻。
- 大便的次数比平时多。
- 大便从肛门喷出。
- 呕吐、发烧，大便带血或有黏液。

## 腹泻的原因

腹泻最常见的原因是肠胃细菌感染，在婴儿当中通常由轮状病毒引起。有时轮状病毒会引发严重的肠道感染和脱水。婴儿要接种两次轮状病毒疫苗，分别是 8 周和 12 周大的时候。

冲调奶粉时如果不注意卫生，会发生食物中毒，导致婴儿腹泻。如果婴儿正在服用抗生素或者对牛奶蛋白过敏，也可能腹泻。

### 治疗腹泻

由肠胃细菌感染引起的腹泻，一旦感染清除后，几天后便会自行消失。但是，婴儿开始腹泻后（无论呕吐与否），会快速流失大量水分而脱水。为防止脱水，一定要多喂奶、多喂凉白开。要预防脱水，也可以让婴儿服用口服补盐液。瓶喂时，器具一定要正确消毒。

不要给宝宝喝果汁或葡萄糖水，否则腹泻会加剧。

不要让宝宝服用抗腹泻药物，因为 12 岁以下儿童不适合服用此类药物。

宝宝出现以下情形请立即就医：

- 上吐下泻。

- 腹泻超过 24 小时。

- 大便带血或有分泌物。

- 大便像果冻一般黏稠。

如果父母有以下担心也请就医：

- 脱水。

- 对牛奶过敏。

# 耳部感染

感冒常会诱发耳部感染。宝宝耳部感染时，吮吸的动作让宝宝感到疼痛，他会推开乳房或奶瓶；还会发烧，而且哭闹不止，搓揉或拉扯自己的耳朵；如果严重，耳朵还会流出分泌物。

如果宝宝不愿吃奶，为了避免脱水，只能少吃多餐。如果担心宝宝耳部感染，建议立即就医。多数耳部感染都是由某种病毒引起的，所以抗生素通常不起作用。但是如果医生怀疑是细菌感染所致，也许会开抗生素。

## 缓解疼痛

2个月大的宝宝可以服用婴儿用对乙酰氨基酚。3个月大的宝宝可以服用婴儿用布洛芬或对乙酰氨基酚。一定要严格按照说明书用药。

要缓解疼痛，可以将毛巾或棉布放在暖气片上烤热，然后给宝宝焐耳朵。一天几次，一次几分钟。

## 预防耳部感染

亲喂的妈妈就多吃大蒜，这会跟随母乳进入宝宝体内，增强他的免疫系统。

喂奶时，尽量让宝宝身体保持直立，避免奶水进入耳道，引起感染。宝宝不能长时间吃安抚奶嘴，否则细菌可能会从口腔进入咽喉和耳朵之间的耳咽管。

远离二手烟，避免患上耳部感染。

## 湿疹

湿疹在婴儿身上是一种常见病，不满 2 岁的孩子，5 个当中就有 1 个患湿疹。症状包括皮肤发红、干燥以及脸部、耳后、颈部、膝盖和肘部瘙痒。如果奇痒难耐，婴儿会用手抓痒，这会导致皮肤破裂、流血和感染。

湿疹也可能是遗传，而且家族成员多数会患病。干燥的皮肤也是一个关键因素。婴儿制造油脂的皮脂腺尚未发育完全，所以皮肤比成年人干燥。这就是为什么大多数婴儿会患湿疹；超过 2/3 的孩子到 7 岁时湿疹会消失，而 3/4 的孩子到 16 岁时才会摆脱湿疹。

如果担心宝宝患有湿疹，请咨询医生。为了预防和治疗湿疹，可以采取以下措施。

保持皮肤湿润——防止皮肤干燥是预防湿疹发作的关键。每天给宝宝涂抹几次润肤霜。

湿疹发作时不要每天洗澡——否则会使干燥和瘙痒的情况恶化。隔天洗澡就够了，其余时间只需要日常清理。

使用温水或温和无味的婴儿沐浴露清洗宝宝皮肤——有香味的产品会导致皮肤干燥和不适。也可以在洗澡水中加入润肤沐浴露。

燕麦浴——可以滋润皮肤、抑制炎症、缓解瘙痒。抓一把燕麦放在棉质方巾或手帕里，紧紧包起来。将燕麦包放进婴儿浴盆后挤压，释出其中的有益成分。如果觉得这种方法不清爽，可以使用 Aveeno 沐浴油，其中也含有燕麦，但是仅限满 3 个月的婴儿使用。

清洗宝宝衣物、毛巾和铺盖时，使用非生物洗涤剂——避免刺激宝宝娇嫩的皮肤。

穿纯棉衣物——宝宝的体温就不会太高，也就不会加剧皮肤瘙痒，而且还能避免刺激皮肤。

戴防抓伤手套——避免进一步刺激皮肤；或者修剪指甲，防止宝宝抓伤自己。

使用类固醇软膏——在药店就能购买的非处方药，宝宝可以安全使用。但是只能短期内少量使用，否则会让皮肤变薄。

0~6个月都母乳喂养——英国国家湿疹协会称母乳喂养可以减轻湿疹的严重程度。

母乳喂养的妈妈如果怀疑某样食物是罪魁祸首——建议咨询医生。他们也许会告诉你两三周内不要吃某种食物，如牛奶，然后观察宝宝的皮肤是否有好转。但是如果你停止食用奶制品，就一定要从非奶制品食物中获取钙质，如杏仁、杏子、沙丁鱼罐头（带鱼骨）。


## 发烧


发烧是身体的自然防御机制，为了抵抗病毒或细菌感染，如感冒、流感或耳部感染，人体会提高体温。发烧是正常的，不必担心，但是在婴儿身上相对少见。所以如果3个月内的婴儿发烧达到38℃，建议立即就医。

只要摸一摸宝宝就知道他有没有发烧。发烧时，他的脸不仅发红而且湿润。但是你或许想用温度计一探究竟。数字温度计是测量体温最简单、最准确的方式。测量温度时，让宝宝双臂置于身体两侧，然后将温度计夹在宝宝腋窝。测耳温度计也非常准确，但是使用不易。不推荐使用温度贴条，因为只能反映皮肤的温度。

宝宝发烧时可能不愿意进食，所以一定要频繁喂奶，防止脱水。瓶喂的宝宝可以多喝凉白开。脱水的症状包括囟门凹陷、嘴唇干燥、小便减少、大便小粒而坚硬和小便颜色深。宝宝睡在婴儿床里时，尽量少穿衣服，只需要盖一张床单，不用盖毯子或被子。

2个月大的宝宝如果表现出不高兴或是非常难受，可以给他服用婴儿用对乙酰氨基酚。而3个月大的宝宝可以服用婴儿用布洛芬。一定要严格按照说明书用药。

贴士　　婴儿禁服阿司匹林，否则会导致婴儿患上一种代谢紊乱的疾病——"瑞氏综合征"。

如果宝宝出皮疹，建议立即就医。用玻璃杯挤压患处，如果皮疹未消退，宝宝需要紧急救治。

## 热性惊厥

有时发烧的婴儿会出现热性惊厥的情况。发生热性惊厥时，宝宝身体会僵硬，双臂双腿会抽搐，持续5~15分钟。

虽然看起来十分吓人，但是通常不会造成伤害。发生抽搐时，如果宝宝含着安抚奶嘴，一定要将其取出。如果宝宝躺在可能会摔到地上的地方，一定要将宝宝放到某个安全而柔软的地方，而且要让宝宝侧卧。这样不仅能避免吞咽呕吐物，还能保持呼吸道通畅。父母一定不要控制宝宝的身体。

**贴士**　　　宝宝开始抽搐时，要拨打急救电话，因为这可能是严重疾病的症状，如脑膜炎。

## 痱子

新生儿容易出痱子。刚开始是亮红色的水疱，如果宝宝很热，情况会迅速加剧。婴儿的汗腺尚未发育完全，出汗时汗腺会堵塞，所以容易出痱子。

处理痱子，需要给宝宝降温。脱掉宝宝衣服后给宝宝洗个温水澡。体温降低后，给宝宝少穿几件衣服或者穿轻薄的织物。涂抹炉甘石润肤霜，消除痱子，缓解瘙痒。

用玻璃杯挤压患处，如果痱子未消退，或者一两天后情况恶化，或者发烧达到38℃，请立即就医。

## 尿布疹

尿布疹是指臀部和私处周围皮肤发炎、发红，并且出现丘疹或疱疹。这是宝宝尿液中的氨以及大便中的细菌刺激皮肤的结果。防治尿布疹需要尽量缩短宝宝皮肤接触大小便的时间。

经常更换尿布——特别是大小便之后。

彻底清洗臀部——每次更换尿布时，用药棉和温水或者温和无味不含酒精的婴儿湿巾擦洗宝宝臀部，之后轻轻拍干。

每次更换尿布时涂抹防护霜——这样能在皮肤表面形成保护层，不受大小便影响。

每日"光屁股"时间——在温暖的房间里，将宝宝放在毛巾上，让宝宝的皮肤充分接触空气。

还有一个罕见的原因就是有些物品接触到宝宝的皮肤会引起过敏反应，如尿布、婴儿湿巾或护臀霜。如果真是这样，就停止使用可疑物品，另行选择，如使用不同品牌的尿布或护臀霜，或者用药棉替代婴儿湿巾。

如果尿布疹未能消退或者变成黄色脓疱，建议看医生。因为尿布疹可能已转化为鹅口疮（见下文）或者已经感染。

## 鹅口疮

如果宝宝突然拒绝进食，而你又在他的舌头、上颚、牙龈和颊黏膜上发现白色斑块，那他可能已患上鹅口疮。鹅口疮是白色念珠菌过度生长造成的真菌感染，通常出现在口腔下部。鹅口疮与奶渍相似，但是用手擦掉表面后，会露出红肿的斑块。

通常1~2个月的婴儿容易患病，但是大一点的婴儿和幼儿也可能患病。这是由于婴儿的免疫系统正在发育当中，难以抵抗感染。宝宝感染鹅口疮有以下几个途径：分娩或哺乳时从母体感染；抗生素，无论是宝宝服用还是妈妈服用后跟随母乳传递给宝宝，抗生素不仅会杀死有害菌，也会杀死有益菌，从而让真菌得以生长繁殖。

鹅口疮虽然不是严重的疾病，但是会导致宝宝口腔疼痛，妨碍宝宝吃奶，进而引起脱水。鹅口疮还会随消化系统到达臀部，引起尿布疹，康复需要耗费时日。

## 治疗鹅口疮

如果担心宝宝患有鹅口疮，建议前往医院检查。医生会开抗真菌药物，如咪康唑凝胶或制霉菌素溶液。如果鹅口疮引发尿布疹，医生还会开抗真菌护臀膏。一周后或接受治疗后，鹅口疮通常会消失。如若不然，建议再次就医。宝宝如果发烧，则需要进一步治疗，因为可能是另外的感染所致。如果宝宝因口腔疼痛而影响进食，你可能需要给他服用适合于该年龄段的止痛药。

鹅口疮会交叉感染，如果你正在亲喂，你也需要服用抗真菌药物。如果乳头生鹅口疮，乳头很可能会疼痛、瘙痒和灼热，还可能会开裂或发红发亮。

**妙招缓解鹅口疮**

在凉白开里加一茶匙白醋，制作一杯白醋溶液。每次喂奶后，在乳头上涂抹适量该溶液。在凉白开里加一茶匙小苏打，制作一杯小苏打溶液。用棉签将该溶液涂抹于宝宝口腔患处。如果鹅口疮生在宝宝的臀部，则需要在洗澡水里加两茶匙小苏打，帮助缓解疼痛和瘙痒。以上方法只能治标，不能治本，所以依然需要接受抗真菌治疗。

## 呕吐

新生儿的消化系统还处在适应当中，所以经常会呕吐。以下将介绍呕吐的种类与原因，如何治疗呕吐以及何时应当就医。

## 吐奶

宝宝打嗝时会吐出少量奶液，家长不必担心。

## 胃食管反流

胃食管反流发生在宝宝吃饱后，吐出奶液和胃酸。这是因为婴儿食管末端的黏膜瓣尚未发育完全，不能彻底阻挡食物，将其留在胃里。3 个月以下的婴儿，半数都会不同程度出现胃食管反流。

宝宝发生胃食管反流时，会吐出少量奶液或者不停打嗝，但是只要宝宝看起来正常，就不必担心。宝宝长大后，这种情况自然会消失。如果情况严重，宝宝会频繁呕吐、因胃酸刺激咽喉而咳嗽以及啼哭。此外，还可能拒绝进食，进而影响生长发育。遇到这样的情况，建议立即就医。医生会推荐或者开增稠剂，用以加入挤出的母乳或配方奶中；少数情况下，他们会推荐解酸药。

## 预防与缓解胃食管反流

看着宝宝痛苦，你也像热锅上的蚂蚁一般，不过有一些方法可以缓解不适。

- 少吃多餐，宝宝的胃就不会撑。

• 喂奶时和喂奶后半小时内让宝宝身体保持竖直，防止奶液和胃酸反流。吃配方奶的宝宝则需要更长的时间，因为配方奶更难消化。

• 外出时，使用婴儿吊兜让宝宝身体保持竖直。

• 不要给宝宝穿勒肚子的衣服，否则反流的情况会加剧。

贴士　　购买泡沫楔置于婴儿床或婴儿车的垫子下，让宝宝睡觉时保持一个倾斜的姿势。为了防止宝宝滑到铺盖里去，一定要让宝宝保持"双脚齐床尾"的睡姿。

牛奶过敏或不耐受

如果宝宝对牛奶过敏或不耐受，吃奶后宝宝会恶心想吐。症状跟胃食管反流相似，而有时这正是胃食管反流的根本原因。

如果怀疑宝宝对牛奶过敏或不耐受，建议看医生。如果你一直母乳喂养，他们会建议你短期内停止食用奶制品，观察后续情况。如果你瓶喂配方奶，他们可能会给你开水解配方奶。

### 肠胃细菌感染

如果宝宝突然开始呕吐，那可能是因为肠胃细菌感染，也叫胃肠炎。在婴儿身上最常见的致病原因是轮状病毒。轮状病毒还会导致腹泻。3个月或者3个月以下的宝宝如果患有胃肠炎，建议看医生。如果宝宝时常恶心想吐，可能会导致脱水；如果还伴有腹泻，脱水会更严重。

### 疾病或感染

如果宝宝呕吐时伴有发烧或其他症状，如食欲不振、皮疹、嗜睡、鼻塞或咳嗽，那他可能患有耳部感染、流感或脑膜炎等严重传染病。如果发烧达到38℃或者皮疹经玻璃杯按压也不会消失，请立即就医。

### 幽门狭窄

这是引起呕吐的罕见疾病（患病率约为4‰）。如果幽门狭窄，胃通往小肠（幽门）的出口变得肥厚，导致奶液不能流通。患有幽门狭窄的宝宝通常饮食不好，因为进食后不久就会吐出食物。幽门狭窄通常发生在新生儿身上，但是5个月以下的婴儿也可能患病。患病初期，宝宝少量吐奶。随着病情恶化，通过的奶液不断减少，而且呕吐时力量更猛，会喷出大量呕吐物（喷射性呕吐）。

患有幽门狭窄的宝宝不仅体重会迅速下降，而且还会脱水。所以一旦发现喷射性呕吐的征兆，立即就医，简单手术即可治愈。

# 接种疫苗

接种疫苗在预防严重疾病方面具有至关重要的作用。以下列出 0 ~ 3 个月的婴儿需要接种的疫苗。

## 2 个月大的婴儿

五联疫苗——预防白喉、破伤风、百日咳、小儿麻痹以及乙型流感嗜血杆菌（简称 Hib，会引发婴幼儿严重的肺炎或脑膜炎）。

小儿肺炎球菌疫苗——预防肺炎球菌引起的感染，如肺炎、败血症以及脑膜炎。

轮状病毒疫苗——预防轮状病毒感染，避免上吐下泻。

3 个月大的婴儿

五联疫苗——第二次接种（见上文）。

C 群脑膜炎疫苗——预防 C 群脑膜炎球菌引发的脑膜炎和败血症。

轮状病毒疫苗——第二次接种（见上文）。

# 急救措施

掌握急救措施后，新手父母就能临危不乱。

## 噎住

如果宝宝咳嗽、喘气或者脸色由红转青，那可能是噎着了。如果有别人在场，让他拨打急救电话。如果只有你自己，立即采取以下措施。以下措施重复三遍后再拨打急救电话。

1. 检查宝宝口腔，取出阻塞物。不要将阻塞物推向咽喉。

2. 如果无法取出阻塞物，让宝宝靠着你的前臂趴下，头部低于胸口，用你的手指托住他的下巴。在两肩胛骨的中间用手掌根部拍击 5 次。

3. 每拍击一次检查是否已吐出阻塞物。检查宝宝口腔，取出显眼的阻塞物。

4. 拍击 5 次后如果无效，让宝宝转过身来躺下。依然用你的前臂托住他，保持头部低于胸口。

5. 在宝宝乳头连线中央下方一指宽处，用两根手指按压并且向上推揉 5 次。

6. 每推揉一次检查是否已吐出阻塞物，并且尝试取出阻塞物。

7. 急救人员到达之前，不断重复以上动作。

## 应对呼吸停止

10 秒内看、听、探宝宝是否存在恢复正常呼吸的迹象。

如果宝宝失去意识，但是呼吸正常，就将宝宝侧着身体抱起来，让他的头部低于他的躯干，同时还要检查他是否呼吸正常。接着拨打急救电话叫救护车或者带宝宝去附近的急诊室，而且在获得医疗救治前一定要时刻检查宝宝是否呼吸正常。

如果宝宝呼吸暂停或者呼吸困难，你需要立即给他实施"心肺复苏术"。

实施"心肺复苏术"

如果有他人在场，让他叫救护车，而你就实施"心肺复苏术"。如果只有你一个人，先实施"心肺复苏术"，1分钟后再叫救护车。

打开气道

1. 让宝宝躺在稳固平整的地方。

2. 跪在地上，面对宝宝的胸口。

3. 宝宝的头部和颈部在一条直线上（即头部不能偏向一侧）。

4. 轻轻抬起宝宝的下巴。

实施5次人工呼吸

1. 用嘴罩住宝宝的口鼻。

2. 往宝宝的口鼻吹气5次，观察他胸膛起伏的情况。

3. 宝宝胸膛升起时停止吹气，等待胸膛降下。

4. 重复以上步骤5次。

10秒内看、听、探宝宝正常呼吸的迹象。如果没有表现出生命迹象，配合人工呼吸实施胸外心脏按压。

实施15次胸外心脏按压

将宝宝放在坚固的表面。在宝宝乳头连线中央下方一指宽处，两根手指向下按压，按压深度大约达到宝宝胸腔厚度的三分之一。以每分钟 100 下的频率按压 15 次，之后实施 2 次人工呼吸。

医护人员到达之前持续实施"心肺复苏术"

医护人员到达之前实施 15 次胸外心脏按压和 2 次人工呼吸。如果不会人工呼吸，就做胸外心脏按压。

检查呼吸

结束每轮 15 次按压和 2 次人工呼吸后，看、听、探宝宝是否恢复呼吸。

第 7 章

# 0~3 个月之宝宝成长记

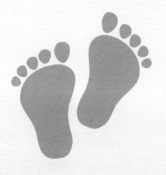

对新手爸妈来说，日思夜想的一件事就是宝宝发育是否正常。本章将会介绍 0～3 个月的宝宝主要会取得哪些成长发育的"里程碑"。但是这些"里程碑"仅供参考，因为每个宝宝都是独一无二的，有其独特的成长速度，所以不要拿他们跟别人家的宝宝比较。但是，如果进入某个阶段，宝宝不能达成一些"里程碑"，这也许是存在异常的征兆，可能需要健康专家作进一步检查。我为每个阶段的宝宝列了一张"异常信号"清单。同时也请记住，即使宝宝提前达成某项"里程碑"，也不一定代表什么特殊的意义，如抬头抬得早，也并不意味着他一定会提早学会爬行和走路。

本章内容：

- 取得哪些"里程碑"：
  - 未满月的宝宝
  - 1 个月大的宝宝
  - 2 个月大的宝宝

○3 个月大的宝宝

- 何时求医问诊

- 助力宝宝成长发育

## 未满月的宝宝

新生儿能够取得以下"里程碑"：

• 周围 25 ~ 30cm 看得最清楚，这也是喂奶时你跟宝宝脸部的距离。

• 辨别你的声音和其他的声音，如电视机、音乐、吸尘器等发出的声音，因为在母体内就听过。

## 1 个月大的宝宝

宝宝 4 周大时能够取得以下"里程碑"：

• 凝视你的脸。

• 追听。

• 趴着时，能抬起头保持几秒钟。

• 伸展双臂、双腿和手指，并且逐渐展开蜷缩的身体。

• 追视大约 20cm 处移动的物体。

• 竖抱时，保持头部直立几秒钟。

- 高兴时，发出咕咕声和咯咯声。
- 适时地对着你笑，而不是因为外界的刺激。

贴士

婴儿不能很好识别色彩，黑白色的图案最能吸引他的注意。你可以从网上下载黑白色的图案，用以刺激宝宝的视力发育和大脑发育。适合宝宝年龄阶段的玩具和图片也能刺激大脑发育。

## 异常信号

婴儿成长有快有慢，但是如果满月的宝宝出现以下"异常信号"，建议看医生：

进食缓慢或者吃奶无力。

眼睛似乎不能聚焦。

不会追视。

对明亮的光线没有反应。

身体僵硬或瘫软。

对高分贝声音没有反应。

## 2 个月大的宝宝

宝宝 8 周大时能够取得以下"里程碑":

- 趴着时,能够短时间撑起胸腔上部和头部。

- 挥臂和踢腿。

- 认真听你说话。

- 你对他笑,他也对你笑。

- 轻声地笑或是高兴地尖叫。

- 将你的手指放在宝宝手里,他会牢牢抓住。

- 模仿你的面部表情,如皱眉或吐舌头。

## 3 个月大的宝宝

宝宝 12 周大时能够取得以下"里程碑":

- 抱着宝宝坐在你的腿上时,他能保持头部直立几秒钟。

- 伸手摸眼前摆动的物体,有时可以碰到。

- 握住并摇晃拨浪鼓。

- 咬自己的拳头，凝视自己的双手。

- 借助坐垫的支撑坐起来。

- 趴着时，用手臂撑起身体。

- 尝试翻身。

- 抱着宝宝站立时，他会尝试依靠双腿支撑自己。

### 异常信号

婴儿成长有快有慢，但是如果3个月大的宝宝出现以下"异常信号"，建议看医生：

不能支撑自己的头。

不会抓东西。

不会追视。

不会笑。

对高分贝声音没有反应。

# 助力宝宝成长发育

以下是跟宝宝互动的方法，促进他沟通能力和运动能力的成长：

- 定期让宝宝趴着玩耍，促进肌肉和运动能力的发育。

- 对着宝宝说话、唱歌，鼓励他跟你交流。

- 告诉宝宝你在做什么，告诉他周围的物体是什么。

- 给宝宝讲小故事。

- 带着宝宝四处走走，给他看引起他注意的东西。

- 对宝宝笑。他对你笑的时候，你也要笑着回应他。

- 宝宝会做表情之后，你就对着他做鬼脸，看他是否会跟着学。

- 你说话时，如果宝宝发出咕咕或咯咯的声音，就时常停顿一下，给他和你交流的机会。

- 对着宝宝模仿他发出的声音。

- 跟宝宝玩"躲猫猫"。

- 宝宝会抓东西后，让他玩拨浪鼓。

# 第 8 章

# 关爱自己

在一本育婴的书里，用一整个章节介绍家长如何照顾自己看似文不对题，但是家长是宝宝坚实的依靠。只有家长身心状态良好，才能担负起照顾宝宝的职责。你的身体刚刚经历了怀孕和分娩的巨变，所以你需要应付各种各样的生理变化，而且还要照顾一个新生命。

产后三个月你自然而然地会投入全身心照料宝宝，但是你和配偶也需要给予自身细心的照顾，才能满足宝宝的各项需求。如果你们其中一人状态不佳或是感到抑郁，那你们就会觉得步履维艰。为了你和宝宝的健康，你和配偶都需要好好照顾自己。

**本章内容：**

- 产后几天的生活
- 产后身体变化
- 应对产后情绪低落
- 产后抑郁症的表现
- 提防导致产后抑郁症的因素
- 得了产后抑郁症怎么办
- 饮食良好

- 多补充水分，少摄入咖啡因

- 适量饮酒

- 定期温和地锻炼身体

- 应对压力

- 来自其他爸妈的育儿经

- 最后……

# 产后几天的生活

我们那个年代，产妇分娩后需要住院一个星期。虽然几天后大多数人都想回家，但其实待在产科病房里有诸多好处。这里有经验丰富的助产士和其他医护人员，在你喂奶和照顾宝宝时能随时提供帮助。而且三餐都是现成的，也不用操心家务事。在这个星期里，你只需要跟宝宝相处、养精蓄锐，其他的事一概不用做。

而在今天，大多数初为人母的妈妈一天之内就回家了；而产钳分娩或者剖腹产的新手妈妈，产后两三天也就回家了。产后女性会经历身心的巨大变化，恢复需要时间，所以现在提倡妈妈产后要放轻松。产后一两周，各位妈妈需要提醒自己这段时间除了照顾宝宝和休养，别的事都不用做。新手父母们也不必觉得要表现给别人看，可以谢绝会客。除此以外，还应该接受别人给予的帮助，让自己逐渐适应为人父母的生活。

配偶也需要学会承担做家长的压力，积极参与照顾宝宝。各位妈妈应该鼓励配偶"献出双手"，帮助照顾新生儿，如换尿布或者给宝宝洗澡。妈妈哺乳时，可以让配偶负责家务活，而自己则充分休息，专心让自己形成充足的奶水供应。几个星期后，配偶也该学会瓶喂母乳了。不仅帮助了各位妈妈，自己也可以和宝宝建立起感情的纽带。

## 产后身体变化

对妈妈来说，产后几周开始缓慢恢复孕前状态。首先，你能看见自己的脚了！但是不要想着能完全恢复孕前的身材。你的身材会发生一些永久性的变化，如胸部的形状和大小，而且臀部也会稍微变得宽大。以下是你会经历的身体变化。

### 体重减少

分娩过后，你可能会减轻 5～10 公斤，这是宝宝、胎盘、羊水等的重量。但是如果你给宝宝母乳喂养，乳房会变重。另外，子宫会逐渐收缩到孕前的大小，这个过程就是"子宫复旧"。而在此之前，你的肚子可能依然是突出来的，或者像一个松弛下垂的袋子，摸起来像果冻一样。专家说减少体重和增长体重需要的时间一样长，所以不要渴望能快速恢复孕前的身材。但是哺乳会刺激子宫收缩，而分泌乳汁每天会消耗大约 500 卡路里的热量，所以许多女性发觉哺乳有助于恢复身材。但是，不是每个哺乳的妈妈都能立刻减轻体重，所以如果一段时间内还是比孕前重也不要灰心丧气。要想尽快减重，吃东西不要过量，饮食要均衡健康。

## 产后宫缩痛

分娩后，子宫开始收缩，缓慢恢复到孕前的形状和大小，因此你会经历产后宫缩痛。如果你选择母乳喂养，每次喂奶后你可能会感到剧烈的疼痛。这是因为哺乳时身体会释放催乳素，而催乳素会刺激子宫收缩。产后宫缩痛与痛经类似，大概到第四天痛感会消失。如果痛得厉害，可以服用非处方止痛药。喂奶前大约 20 分钟服用止痛药，之后就能舒适地喂奶了。

所有的止痛药都会少量跟随母乳进入宝宝的身体。以下表格将为你解释哪些止痛药可以放心服用。

**止痛药列表**

| 止痛药 | 进行母乳喂养的妈妈能否安全服用 | 禁忌 |
|---|---|---|
| 对乙酰氨基酚 | 是 | 如果宝宝在 37 周之前出生、出生体重轻或者健康状况欠佳，建议在服药前咨询医生。 |
| 布洛芬 | 是 | 如果宝宝在 37 周之前出生、出生体重轻或者健康状况欠佳，建议在服药前咨询医生。 |
| 阿司匹林 | 否 | 不推荐服用。会导致婴儿患上一种严重的代谢紊乱疾病——"瑞氏综合征"。 |

## 乳房肿胀而疼痛

产后两三天，乳腺开始分泌乳汁，所以乳房会变得肿胀、疼痛、坚实，而且比原来更丰满。如果你选择母乳喂养，宝宝会吸空其中的乳汁。如果你选择瓶喂，大概需要 5 天时间乳房才会停止分泌乳汁。可以使用冷敷袋缓解疼痛，但是不要热敷，因为热敷会促进分泌乳汁。

## 频繁上洗手间

怀孕期间，身体会储存水分，而产后会通过汗液和尿液排出多余的水分，所以你会经常去洗手间。

## 失血

因为子宫复旧，产后身体开始排出血性排出物，这种状况会持续最多 6 周，称作"恶露"。前十天排出的恶露跟月经相似，鲜红而量大，之后棕红而量少，最后变为淡黄色。休息越充足，恶露的颜色就越浅，这也是产后几周要放轻松的一个原因。如果你选择母乳喂养，子宫会强烈收缩，所以喂奶时失血会更厉害。

## 会阴疼痛

分娩时，会阴可能会撕裂或者需要切开（即会阴切开术）。分娩结束时，医生会立即缝合伤口。分娩后，你或许会感到会阴疼痛。即使会阴没有撕裂或切开，也可能会感到疼痛。小便时还会有刺痛感。所以小便时，用温水淋会阴能够缓解疼痛。如果会阴接受了缝合，你也许会担心大便时会绷断缝线，但是大可不必担心。大便时，在会阴处捂上产妇垫或许能让你好受一些。多喝水能软化大便，排便也能更轻松。而且还能稀释尿液，减轻刺痛。伤口通常需要 4 周左右的时间才能愈合。为了促进伤口愈合，可以脱下内裤，在毛巾上躺 10 分钟，让伤口接触空气。每天这样做几次。同时，为了缓解疼痛，你也可以放心服用非处方止痛药。

如果你倾向自然疗法，可以选择顺势疗法中的山金车酊。这种药物能够缓解损伤和肿胀。在毛巾里包上冰袋或冰块，放在伤口上也能缓和疼痛。不要将冰块直接放在皮肤上，否则会造成伤害。洗热水澡时，在水中加入薰衣草精油或茶树油不仅能缓解疼痛，还能促进伤口愈合。如果坐着难受，建议使用充气坐垫，缓和会阴受到的压力。

脚踝肿胀

产后一两周，你的脚踝可能会肿胀。这是因为你的肾脏还不能立即处理体内多余的水分，部分水分在排到体外之前会堆积在身体组织当中。

剖腹产：切口和疼痛

剖腹产留下的切口位于比基尼线下方，长度约为 10～15cm。刚开始几个星期，你会感到切口周围疼痛，而切口愈合时会发痒。大概 6 周以内这样的情况会得到改善。一年之内，切口会变成一条线，颜色比周围皮肤暗。如果可以，尽量多走动，才能尽快恢复，还能防止形成血栓。

**产后感染**

虽然罕见，但是分娩后，身体容易发生感染。这样的情况会出现在子宫、子宫颈、会阴（因为撕裂或切口）或者剖腹产切口处。症状包括发烧、疼痛或者从伤口流出带有恶臭的分泌物（如果是子宫感染，会从阴道流出）。出现以上症状，建议立即就医。

妊娠纹

妊娠纹也是身体会呈现的一种变化。妊娠纹一般会从紫色变为银色，最终成为皮肤表面浅色的条纹。但是孕期内和产后可以使用精油按摩腹部，能预防和改善妊娠纹。

痔疮

孕期内你能会患痔疮。痔疮就是肛门和直肠下端肿胀的血管。怀孕期间和分娩时血管会承受压力，血液流通因此受到影响，容易患痔疮。而孕激素不仅能松弛血管，还会减缓血液流速，从而引发静脉曲张。如果怀孕期间便秘，也会增加静脉受到的压力。

人体的血液系统会恢复正常状态，所以即使不接受治疗，痔疮也应该会逐渐缩小。为了促进痔疮缩小，建议食用高纤维食物，如全麦面包、糙米、水果、蔬菜和豆类，而且还要多喝水。如果患处疼痛或是瘙痒，建议使用非处方痔疮膏，可以促进痔疮萎缩、缓和疼痛与刺激。如果坐着难受，建议使用充气坐垫。如果产后几个星期痔疮一直困扰着你，建议看医生。

## 脱发

孕期内，雌激素分泌旺盛，导致头发生长周期延长，所以头发掉落比孕前少。这就是许多女性怀孕时头发浓密的原因。而分娩后，雌激素分泌回归正常水平，你也许会发现头发掉得多。但是不用担心，不会谢顶的！这只是表明头发的生长周期正在恢复正常。这一过程需要几个月的时间。

### 产后健康检查

产后第6周时，你需要到医院接受产后健康检查。为了确保你恢复良好，医生会检查你的身心健康状况。但是如果担心自己或宝宝的健康状况，任何时候都可以咨询医生。

除了身体上的变化，你可能还会经历情绪上的变化。

## 应对产后情绪低落

新手妈妈产后一段日子里会觉得想哭，而且情绪有波动。这些都是正常的。原因在于分娩后激素分泌水平突然下降，再加上你的生活发生了翻天覆地的变化，跟以往截然不同。现在有一个新生命完全依赖你，而你要满足他的一切需求。每天晚上你都睡不踏实，所以情绪低落也是人之常情。产后情绪低落的表现是想哭和沮丧，而且通常是毫无理由的。通常这种情况只会持续几天，之后你会意识到这是正常的。也许只要跟另一位妈妈交流或者向配偶及亲朋好友吐露心声就能让自己安然度过这个阶段。不要混淆产后情绪低落和产后抑郁症。后者更严重，大概七位妈妈当中就有一位患病，而十位爸爸或配偶中也会有一人患产后抑郁症。

## 产后抑郁症的表现

如果产后一年当中一直感觉情绪低落、郁闷，说明你患有产后抑郁症。需要注意的症状包括：

- 哭泣

- 焦虑

- 恐慌症发作

- 感到孤独

- 失眠

- 即使刚睡醒，也觉得疲惫

- 常做噩梦

- 总在回想分娩时的情景

- 生理症状，如胸痛、头痛、头晕等

- 过分担心自己或宝宝的健康状况

- 过分担心会引发婴儿猝死综合征

- 担心自己会伤害宝宝

- 感觉自己不能妥善照顾宝宝

- 无法与宝宝建立亲子关系

- 感到压抑

- 无精打采

- 自残

- 有自杀倾向

## 提防导致产后抑郁症的因素

激素是一个引起产后抑郁症的因素。除此以外，为人父母带来的巨大变化，如沉重的责任、经济压力和睡眠不足，也是导致产后抑郁症的原因。而配偶也会患产后抑郁症恰巧证实了这个说法。研究表明抑郁症也能"传染"，所以如果一方有抑郁症，另一方也可能受到影响。其他的风险因素包括：

- 抑郁症病史

- 缺乏来自家人的支持

- 宝宝早产或者健康状况不佳

- 近来发生的事给人以压力，如丧亲或搬家

然而，也可能在看不出原因的情况下患产后抑郁症。

# 得了产后抑郁症怎么办

如果认为自己或配偶可能患有产后抑郁症，一定要及时告知医生。他们会诊断你抑郁症的严重程度，并且提供适当的治疗。如果是轻微的抑郁症，他们会监测你的状态，然后指导你如何引导自己，比如雇一个临时保姆，让自己晚上睡一个安稳觉。如果是中度抑郁症，他们会建议你接受心理咨询，如认知行为疗法。认知行为疗法旨在教会你对抗你对自己和人生的消极想法，然后积极地思考，最终帮助你改变感知事物和采取行动的方式。一般等待治疗的患者很多，但是你可以选择在线辅导课程。

## 寻求帮助

向家人寻求帮助与支持，比如分担家务事或者每周照顾宝宝一次。这样，你能有一些个人时间，缓解你的压力。你可以利用个人时间做一些放松的事，如泡个热水澡、读书、接受美发或香薰按摩等护理。

## 照顾自己

健康饮食、温和锻炼、适时休息、管理自己的压力水平、善待自己，这些不仅有助于身体恢复，还能从源头上预防产后抑郁症。考虑自己的需求并不是一件自私的事，保证自己身心健康也是至关重要的。自己的身心状态不佳，就不能给予宝宝无微不至的照顾。

## 饮食良好

无论哺乳与否，现在都不是节食的时候。相反，你需要合理饮食。

前几周让配偶准备一日三餐，尽量不要吃方便食品。如果要吃，也要等到从分娩中恢复过来，并且已经形成规律的生活作息。如果分娩前有时间，可以自己做好健康的食物，存放在冰箱里。分娩后就有现成的食物以备不时之需。而你开始做饭时，建议烹饪简单易做的菜肴。

保证三餐都要摄入优质的蛋白质食物，如鸡蛋、鱼肉、鸡肉或瘦猪肉；这些食物不仅让你长时间觉得饱，还能提供细胞生长和修复所需的氨基酸。每周吃几次油性鱼类，如沙丁鱼、鲑鱼、鲭鱼或新鲜的金枪鱼，能保证你摄入充足的欧米茄3脂肪酸。坚果或果仁能补充镁和欧米茄6脂肪酸。宝宝的大脑发育需要这两种脂肪酸。所以如果你选择母乳喂养，一定要摄入充足的营养。奶制品也需要补充，如牛奶、酸奶、奶酪，从中吸收充足的钙质。现在普遍认为全脂食品比低脂食品更有利于健康，因为全脂食品中含有更多的糖分和添加剂。吃了全脂奶制品，更耐饿，所以很少想吃点心。

全谷类食物，如全麦面包、燕麦粥、糙米、豆类和全麦意式面食，能提供缓释能量，稳定血糖。吃了之后长时间都不会觉得饿，也很少想吃能量高而营养少的点心、蛋糕或甜品。研究表明富含碳水化合物的食物吃得太多会增加体重。所以如果你想减肥，或许你应该限制碳水化合物食物的摄入，每天不能超过六份。粗略估算，一份相当于一片面包、三汤匙意面、两汤匙米饭、两个小的水煮土豆或者半个烤土豆。食用足量水果和蔬菜，从中获取纤维、抗氧化剂、维生素和矿物质。这样的饮食结构能够为你（如果你选择母乳喂养，也能为宝宝）提供所有的营养物质。选择母乳喂养的妈妈不应该节食，而要合理饮食。

## 多补充水分，少摄入咖啡因

一定要饮用充足的液体。可以喝茶和咖啡，但是咖啡因会引起失眠和焦虑，所以一天只能喝三四杯。咖啡因多少才算过量也说不清，比如有些人对咖啡因的刺激更敏感。而专家建议每天摄入的咖啡因不要超过 300 毫克。如果选择母乳喂养，咖啡因会跟随母乳进入宝宝体内，而婴儿的肝脏分解咖啡因的速度比成人慢。可乐、可可和巧克力都含有咖啡因。根据杯子的大小、茶叶和咖啡的量和浸泡的时间，饮料中的咖啡因含量各有不同。不要喝含咖啡因的饮料，尽量喝脱咖啡因的茶和咖啡或者不含咖啡因的茶，如薄荷、甘菊、柠檬、姜和南非红灌木茶。绿茶大约含有 25 毫克的咖啡因。选择母乳喂养也不用喝太多水，口渴的时候喝就够了。而喂奶时手边一定要准备一杯水。

### 茶、咖啡、可可和巧克力中咖啡因的含量

| 种类 | 咖啡因含量 |
| --- | --- |
| 茶（1 杯） | 55～140 毫克 |
| 速溶咖啡（1 杯） | 平均 54 毫克 |
| 研磨咖啡（1 杯） | 平均 105 毫克 |
| 可可（1 杯） | 平均 5 毫克 |
| 50 克纯巧克力 | 不超过 50 毫克 |
| 50 克牛奶巧克力 | 平均 25 毫克 |

## 适量饮酒

红酒可以放松身心，但是每天只能喝一杯。照顾宝宝时如果过度饮酒，可能会伤害宝宝。而且如果你跟宝宝睡在一起，你会因为睡得沉而可能压到宝宝，或者根本就不记得宝宝睡在旁边。

如果你患有产后抑郁症，不要指望饮酒能改善你的心情。相反，酒精会消耗体内的维生素 B1 和镁。而健康的神经系统离不开这两种营养物质，如果缺乏，会使病情恶化。

如果选择母乳喂养，你要知道酒后 30 分钟，酒精会进入乳汁。乳汁里的酒精浓度跟血液中的酒精浓度相当。饮酒后30 ~ 60分钟，血液酒精含量将达到最高值；如果就餐时饮酒，血液酒精含量将在 90 分钟后达到最高值。将一个单位的酒精消化掉耗时60 分钟（体型越小，时间越长）。所以如果想要饮酒，就等到喂完奶之后。这样，下次喂奶前身体就能将酒精消化掉。一个单位大约是 125 毫升红酒、234 毫升的啤酒（取决于酒精浓度）、一小杯雪利酒或一个标准量的烈酒。时常大量饮酒会影响宝宝的生长发育。研究表明酒精不仅会阻碍排奶，而且可能会改变母乳的味道，导致宝宝不爱吃奶。所以建议哺乳的妈妈每周只喝一两次酒，每次就一两个单位。如果有特殊场合需要多喝酒，可以提前挤出乳汁。这样，宝宝就能喝到不含酒精的母乳了。

## 定期温和地锻炼身体

怀孕和分娩是女性身体面临的两大挑战。不要希望能立即恢复原有的身材，这是一个渐进的过程。分娩后如果选择母乳喂养，不要超负荷锻炼，要根据身体情况来。每天温和地锻炼30分钟就够了，如用婴儿车或婴儿吊兜带着宝宝出去散步。每天再忙，在超市周围或是到公园散步的时间还是挤得出来的。虽然简单，但是不仅能够消耗热量、帮助减轻体重，还有诸多益处，如改善心血管健康、降低血压、强健骨骼和肌肉、改善情绪。如果没办法外出，可以做一些简单的家务活，就连上下楼都是锻炼的机会。随着身体逐渐恢复、哺乳的规律慢慢形成，你会发现自己每天活动的时间越来越长。医生说你完全恢复健康了，才可以做繁重的运动。顺产的妈妈6周时需要到医院做健康检查，剖腹产的妈妈则是在8周的时候。

> **收紧你的盆底肌和腹部**
>
> 小便到一半时暂停几秒再继续，有助于盆底肌恢复到正常的状态。如果要锻炼腹部，吸气时数 5 个数，屏住呼吸 5 秒钟，最后收腹呼气，还是数 5 个数。每天可重复 10 次。

# 应对压力

应付啼哭的宝宝，睡眠不足，再加上需要掌握全新的技巧，如喂奶和照顾宝宝，会让你感觉不堪重负。每天花几分钟来缓解压力可以让自己心情舒畅。感觉压抑时，以下方法能助你减轻压力、恢复平衡。

冥想

感到疲惫而烦躁时，只需要冥想几分钟，就能让自己平静下来。

1. 坐下来，选择房间里或者窗外的一个物体，可以是咖啡桌，也可以是树木。

2. 用鼻子缓慢地吸气，同时数 5 个数，屏住呼吸 5 秒钟，然后缓慢吐气，同时数 5 个数。

3. 不断如此重复。同时细致观察你选定的物体，如咖啡桌的颜色、大小和形状，或者树叶和树皮的纹理与色彩。每当压力让你喘不过气来的时候，冥想一两分钟能够立即让你感觉心态平和。

### 挑战负面想法

根据认知行为疗法的观点，你的感受并非事实，而是你对事件或处境的主观看法。换句话说，你认为某个事件或处境有压力，那就有压力。你的观点和反应取决于你看待问题时的指导思想。这些指导思想包括你的个性、价值观、信仰和态度，是你基因、教养、经历、生活方式和文化综合作用的结果。但是你只要改变对自身和处境的看法，可能就会改变你对某个情况的看法和反应。以下就是运用认知行为疗法应对压力的实例。

状况：宝宝每晚都哭得厉害。

负面想法：我一定是做错了什么事。

结果：心力交瘁，无法应对当前处境。

挑战负面想法：换个角度看问题，比如"宝宝哭得厉害可能是因为腹绞痛，不是我做错了什么事"。这样，你的想法更积极，也能相应地行动起来。

反应：我要去了解腹绞痛是什么，应该如何应付。

结果：感觉更积极，一切尽在掌握之中。

## 到户外走动

研究表明到户外的绿色环境中走动，如花园、公园或林地，可以降低压力水平、改善心情、放松身心、增加自信。只是驻足观赏风景，体内压力荷尔蒙——皮质醇——的浓度也能降低13%。从观赏树木中寻求平静，日本人称之为"森林浴"。行走能促进身体释放"快乐荷尔蒙"血清素和天然镇静剂胺多酚。而且，到户外走动能促进身体在晚上释放褪黑素，对睡眠有利。所以觉得焦虑不安时，为什么不和宝宝到户外去走走呢？

### 跟宝宝玩耍

一直忙于照顾宝宝和家庭，很容易忘记其实可以跟宝宝玩耍寻开心。和宝宝玩"躲猫猫"或者给宝宝按摩时，不仅能放松身心，而且看着宝宝的笑容，心情也能得到改善。

# 来自其他爸妈的育儿经

**安柏，33 岁，第一次做妈妈，儿子名叫杰克**

对我来说，产后那两个星期真的是太恐怖了。我感觉自己不是做妈妈的料。老公和我总是忧心忡忡的："杰克冷吗？热吗？奶吃够了吗？"我经常在哭。就算老公帮忙，每天到下午两点我才能准备好一切，离开家。

我给新手妈妈的建议是尽快形成规律的生活。一旦有了规律，我发现生活简单多了。

**萨曼莎，32 岁，第一次做妈妈，女儿名叫霍莉**

生完孩子后不要以为自己是超人。那是不可能的。一定要慢慢来，否则恢复的路会走得很艰难。我做事又多又快，结果第二天我就付出了代价。我感觉难受极了，产后出血是之前的两倍。书里说这是身体告诉你要放慢节奏。应该没错。

严格限制访客数量。保证你们一家有时间去适应照顾宝宝的生活，享受前几个星期的时光。书上说你要提前准备食物，存放在冰箱里。应该有帮助吧，但是我没这样做。

尽量准备充分，宝宝必需品都买齐了，免得出门去买。

克里斯，33 岁，第一次做爸爸，女儿名叫霍莉

前几个星期，为了帮萨曼莎分担，我负责做家务、做饭、遛狗、换尿布、帮霍莉洗澡。我还鼓励她，说她把宝宝照顾得很好，给她增强信心。其实孩子哭闹只不过是因为一些小事，比如饿了、困了或者该换尿布了。掌握了这一点，我就不再紧张了。

# 最后……

本书提供了许多建议，帮助你照顾婴儿、应对身心变化。作为新手爸妈，你有诸多疑问与担忧，希望本书已经一一为你解决，而且也希望在你养育宝宝的过程中能够助你一臂之力。

# 致　谢

　　首先我要感谢克莱尔·普利默委托我撰写本书,感谢她以一位母亲的视角审视本书。其次,我要感谢助产学讲师和《我的迷你助产士》的作者迪尼斯·柯克比,作家及产前与产后健康专家莎莉·路易斯,感谢两位拨冗为我作序。最后,我要感谢黛比·查普曼和桑迪·德雷珀在编辑方面给予的建议。

# 免责声明

作者与出版商已力图保证本书在出版时内容准确且与时俱进。对于任何个人与组织因误用或误解本书内容而遭受健康、财务或其他方面的损失、损害或伤害，作者和出版商概不承担责任。本书中的意见与建议均不能代替医学界的观点。如果读者担心自身或者自己婴儿的健康状况，请寻求专业人士建议。